I0082624

TUER LE DÉMON ?

Editions WM
Elandsgracht 35
1016 TN Amsterdam

Copyright © Paul Schäublin, 2019
Tous droits réservés

illustration première de couverture Sebastian Rypson
photo quatrième de couverture Pete Purnell
photos intérieures Paul Schaublin sauf si indiqué différemment
graphisme plan page 7 Leszek Sczaniecki

NOTE AU LECTEUR:
Ceci est un récit autobiographique sans prétention scientifique. Toutes les références médicales incluses dans cette oeuvre sont le résultats de recherches personnelles de l'auteur et sont basées sur sa propre interprétation.
Toutes matières référant à votre santé et votre bien-être requièrent une supervision médicale. Ni l'auteur ni l'éditeur ne peuvent être tenus pour responsables pour d'éventuels dommages résultant d'informations ou de suggestions incluses dans ce livre.

Tout gain réalisé sur la vente de ce livre sera versé au profit du Prinses Beatrix Fonds (Fond Princesse Béatrice) pour la recherche sur les maladies affectant les muscles <www. prinsesbeatrixspierfonds.nl>

ISBN: 978-90-830040-0-6

Première Edition, août 2019

TUER LE DÉMON ?

MON EXPÉRIENCE GUILLAIN-BARRÉ

PAUL SCHÄUBLIN

ÉDITIONS WM

2019

TABLE DES MATIÈRES

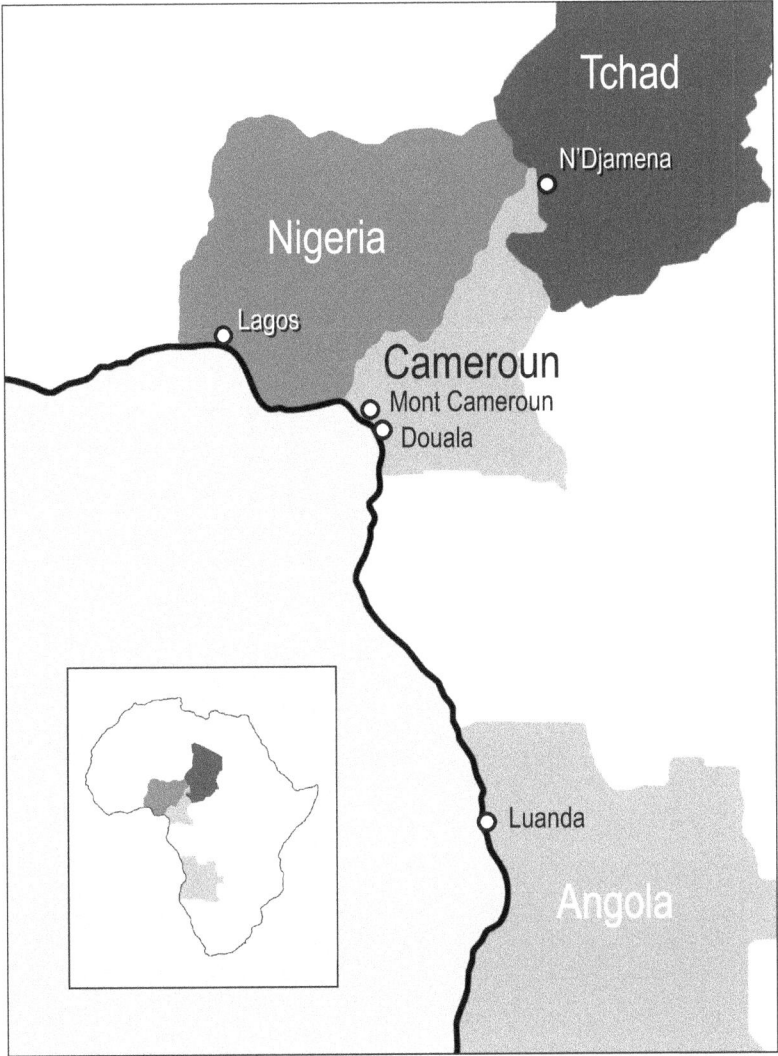

Tchad

N'Djamena

Nigeria

Lagos

Cameroun

Mont Cameroun

Douala

Luanda

Angola

L'Afrique

INTRODUCTION

Cette histoire relate ma confrontation avec le syndrome de Guillain-Barré, une maladie auto-immune rare que j'ai contractée en 2006 et qui a grandement affecté le restant de ma vie. C'est une chronique pleine d'espoir avec une issue positive.

Ce qui à l'origine n'était qu'un journal personnel remplissant une fonction principalement "thérapeutique" s'est par la suite développé en un récit destiné avant tout à mes proches. Encouragé par ces derniers, j'ai finalement décidé de le publier afin de pouvoir le partager avec tous les intéressés et en particulier ceux affectés par cette maladie.

Certains disent que c'est une histoire de courage. Je ne le perçois pas de cette façon puisqu' en fait je n'avais guère de choix. Pour moi c'était une façon d'agir instinctive et naturelle, guidé que j'étais par la patience et un optimisme apparemment inné.

Pour ceux touchés par cette maladie mystérieuse : soyez patients, ne vous laissez pas décourager, battez-vous, vous irez mieux.

A noter que ceci est une autobiographie sans aucune prétention scientifique. Toutes les références médicales incluses sont les résultats de mes propres recherches et sont basées sur ma propre interprétation.

Certaines des photos illustrant ce récit ont été prises à l'aide de mon portable et sont de qualité médiocre. J'ai malgré tout décidé de les inclure pour des raisons d'information.

Tous les dragons de notre vie sont peut-être des princesses qui attendent de nous voir beaux et courageux.

Toutes les choses terrifiantes dans la vie ne sont peut-être que des choses sans secours qui attendent que nous les secourions.

– Rainer Maria Rilke

CHAPITRE UN

LAGOS

Aéroport de Lagos, mardi 28 novembre 2006. L'ambulance qui me transporte pour mon évacuation d'urgence est bloquée devant le portail d'accès au tarmac de l'aéroport, le moteur tourne au ralenti.

J'entends à l'extérieur mes accompagnants, le médecin et l'ambulancier, palabrer avec les gardes de sécurité. C'est en dialecte et je ne comprends pas. Le ton monte, ils s'engueulent.

Je suis couché dans le véhicule sans pouvoir bouger. Je ne souffre pas, n'ai pas de douleur, mais je suis paralysé.

Les palabres s'éternisent, ils crient et s'engueulent de plus belle. Le médecin ouvre la porte et m'explique qu'il manque un cachet officiel sur le document autorisant l'accès direct au tarmac. La chaleur extérieure s'engouffre dans le véhicule. Atmosphère moite et humide, désagréable. Il referme la porte. La fraîcheur de la clim reprend le dessus. Heureusement qu'il y a la clim...

J'ai mon portable sur moi et par bonheur il y a le réseau. J'appelle ma femme Wanda qui est en Europe et que je n'ai pas encore informée :

"Je suis paralysé, je ne peux pas bouger mais je n'ai pas mal. Ça a commencé hier. Je suis en ce moment dans une ambulance, à l'aéroport de Lagos, et ils vont m'évacuer sur Genève dans un avion spécial. Ne t'inquiète pas trop, ils disent que ça va s'arranger. Ils savent ce que j'ai et disent que je serai mieux soigné en Europe".

Je peux imaginer son inquiétude. Par coïncidence, elle est justement à Genève, sur le point d'embarquer sur l'avion pour Amsterdam, notre ville de résidence.

"Est-ce que je reste à Genève ?".

"Non, c'est mieux que tu retournes à la maison. Tu n'as pas d'endroit où rester, ça va prendre du temps avant que nous soyons à Genève. Ils ont dit que j'irai mieux. Ne t'inquiète pas. Je t'appelle quand je suis là-bas. Va à la maison ; quand tout sera plus clair, tu pourras venir me voir. Genève est seulement à une heure d'avion d'Amsterdam".

Elle vient de passer quelques jours dans notre petit chalet dans les Alpes suisses en compagnie de Magda, une amie. Elles ont déjà passé l'enregistrement et sont sur le point d'embarquer. Je suis suffisamment convainquant et finalement elles prennent l'avion.

Si elle pouvait voir mon état, elle ne partirait probablement pas. Mais elle ne pourrait rien faire pour aider et se ferait encore plus de souci. C'est donc mieux ainsi.

Après une vingtaine de minutes, les palabres cessent enfin. Je ne sais pas exactement comment le problème a été résolu, ils ne me le disent pas. Ils ont probablement fait intervenir un supérieur. Tout se négocie dans ce pays. Un tampon manquant sur un document est funeste, c'est une source de revenu bienvenue, surtout s'il y a un étranger impliqué. En général, la seule façon de s'en sortir c'est le bakchich. Ceci était probablement la cause des longues palabres, mes accompagnants devaient refuser de payer. Le médecin vient se rassoir à côté de moi sans rien dire, encore fâché. L'ambulance avance, passe le portail et se dirige vers la zone de parc des avions. Après quelques mètres, nous nous arrêtons de nouveau. La porte arrière de l'ambulance s'ouvre et un homme en bleu de travail demande mon passeport pour régler les formalités douanières.

Le médecin lui demande sur un ton agressif : "Qui êtes-vous, vous êtes du service des douanes ?".

"Non".

"Alors je ne vous donne pas le passeport. J'attendrai jusqu'à ce qu'un employé des douanes se présente".

L'autre n'insiste pas, referme la porte et l'ambulance continue son chemin au ralenti. Ils se comprennent bien entre eux, ces Nigérians. Le passeport suisse est une denrée désirable dans ces contrées, il peut facilement se négocier jusqu'à 1000 francs au marché noir.

Nous apprenons que notre avion n'est pas encore là et qu'il nous faut attendre. Entretemps, un employé officiel des douanes, du moins je l'espère, a pris mon passeport et s'en est allé vers son bureau pour y faire apposer le tampon. Et nous attendons. Heureusement qu'il y a la clim dans cette ambulance. Il doit être dix heures du matin.

LA MÉGAPOLE
Je suis arrivé quelques jours plus tôt à Lagos, le jeudi 23 novembre 2006, après une semaine de congé chez moi, à Amsterdam.

Ingénieur civil, engagé par une compagnie pétrolière (ExxonMobil), je suis chef de projet, responsable pour la rénovation du siège administratif de notre succursale au Nigéria. Un énorme bâtiment de 8 étages construit au début des années 90 et abritant quelque mille employés et auxiliaires.

C'est ma troisième visite au Nigeria dans le cadre de ce nouveau projet auquel j'ai été récemment affecté.

Je le gère conjointement avec deux autres projets de construction d'immeubles de bureaux pour lesquels je suis déjà responsable, respectivement à N'Djamena au Tchad et à Douala au Cameroun. Ces deux projets sont eux bien sur les rails et en voie d'exécution, exigeant maintenant relativement moins de supervision de ma part.

Lagos, mégapole gigantesque au nombre d'habitants inconnu. 15 millions, 20 millions ? Ce sont les chiffres avancés à l'époque, personne ne sait exactement. Gigantesque fourmilière humaine, construite sur et autour d'une lagune, l'exemple type de la "jungle" urbaine.

A la sortie de l'aéroport on est confronté à une foule énorme tenue à distance par des barrières de sécurité. Tout l'art pour moi est de repérer l'homme en combinaison de travail rouge qui est censé m'accueillir et m'accompagner jusqu'au bus affrété par la compagnie pour m'amener à mon hôtel. Tout cela dans une chaleur moite et suffocante.

A chacune de mes arrivées, c'est la même angoisse qui me prend. L'homme en rouge sera-t-il bien là comme convenu ? Que faire s'il n'est pas là ? A qui m'adresser sans courir le risque de me faire arnaquer (risque réel expérimenté par d'autres) ?

C'est à l'époque une des raisons pour lesquelles on n'autorise plus les personnes accueillant les visiteurs à se tenir à l'intérieur de l'aéroport avec un petit panneau portant le nom de l'hôte. Des malfrats parviennent à s'approprier la liste avec le nom des voyageurs et les attendent avec de faux panneaux. Le visiteur mis en confiance est alors pris en voiture, dévalisé un peu plus loin et ensuite abandonné à son sort dans un endroit isolé. Ce n'est pas vraiment monnaie courante, mais c'est déjà arrivé.

Alors notre compagnie a opté pour l'employé en combinaison de travail rouge, la couleur de la compagnie. Et à mon grand soulagement il est là, dans le coin tout à droite, à 50 mètres de là, comme prévu.

Cinq autres passagers arrivent, tous des expatriés travaillant pour la compagnie et qui ont très probablement partagé la même angoisse que moi à la sortie de l'aérogare. Nous sommes arrivés sur le vol Air France en provenance de Paris. Nous pensons être au complet mais le petit bus affrété par la compagnie ne bouge pas. Les autres ont l'air plutôt déprimés et ne parlent guère : c'est le blues de la reprise du travail de l'expatrié résident, qui ne part qu'une ou deux fois par année en congé. Le genre de situation où on compte les jours jusqu'au prochain congé. Ce n'est pas vraiment mon cas puisque je viens chaque fois pour une période relativement courte, avec le statut de visiteur. Le chauffeur a reçu l'ordre d'attendre l'arrivée du vol British Airways en provenance de Londres et qui transporte d'autres employés de la compagnie. J'entends les autres râler. Attente d'une heure, heureusement avec le moteur tournant pour pouvoir faire fonctionner la clim. Les fenêtres sont couvertes de rideaux blancs pour empêcher la vue de l'extérieur, afin de prévenir d'éventuelles convoitises. Il est passé 18 heures, la nuit est entretemps tombée.

Les autres passagers arrivent enfin et le bus se met en marche, à notre grand soulagement. Personne ne parle, chacun a hâte d'arriver à bon port afin de pouvoir se doucher et se reposer après un long voyage souvent exténuant, la plupart venant de Houston, Texas, via Paris ou Londres.

Nous sommes escortés par deux voitures de police, une devant et une autre derrière, avec des gyrophares sur le toit, provoquant des éclairs bleus aveuglants.

A ma première visite au Nigeria, quelques années auparavant, j'avais été très impressionné. Maintenant je suis habitué. J'ai remarqué que bien des véhicules dans la circulation ont leur propre gyrophare tournoyant sur le toit. Ou bien il y a vraiment beaucoup de voitures officielles ou alors c'est très facile à acquérir au marché noir. Je penche plutôt pour la seconde hypothèse. Ces feux sont supposés aider le véhicule à se frayer un passage à travers la circulation dense. Mais en fait cela n'aide pas, tellement il y en a. Et pour être dense, la circulation l'est, et à toute heure de la journée. Et chacun y va de son klaxon, comme si cela pouvait accélérer les choses.

Une "Expressway" - une autoroute - relie l'aéroport à la ville et traverse toute la cité construite sur des îles, avec un long pont traversant la lagune. A l'heure de pointe, le trafic s'engorge rapidement. Quand c'est possible, on passe par le bas-côté pour dépasser les autres. Il n'y a pas de règle, tout est permis, avec pour résultat des bouchons incroyables. Et ça klaxonne, et les gyrophares tournent et clignotent, et des bruits de sirènes nous déchirent les tympans. Et ensuite tout ralentit. Un arrêt de bus sur le côté de l'autoroute provoque un super bouchon. Les minibus s'arrêtent en double file pour ramasser des passagers et en général ils ne repartent que lorsqu'ils sont pleins. Cela crée un effet entonnoir. Les véhicules avancent au pas, ils essaient de se dépasser, se serrent les uns contre les autres, se frôlent, se coincent, vont sur le bas-côté de la route. Certains assistants contrôleurs de minibus bondés sont perchés sur la marche inférieure, accrochés au cadre de la porte restée ouverte et se font presque écraser par le véhicule d'à côté ; j'ai vu ça une fois, c'était une question de millimètres, le mec n'a pas bronché, comme si c'était normal. A force, il y a bientôt trois, quatre, peut-être cinq files roulant lentement côte à côte et tout d'un coup la route se transforme en un énorme marché. Des vendeurs passent entre les voitures et proposent absolument de tout : eau, boissons (soi-disant) fraîches, bonbons, biscuits, enjolivures pour le volant, journaux, tapis de voiture, papier de toilette, jouets, fruits, etc. L'un après l'autre, risquant leur vie entre ces voitures serrées l'une contre l'autre. Et ça continue sur une distance d'au moins 200 mètres si ce n'est plus.

Mais cette fois-ci, il y a relativement peu de circulation. Nous sommes en fin de journée et nous allons à contre-courant en direction de la ville. Nous parcourons en 40 minutes les 30 kilomètres de route qui mènent à notre destination. Nous quittons le pont et nous arrêtons à un feu rouge : un des rares feux que j'aie vu. J'écarte le rideau de la fenêtre et je découvre ce spectacle hallucinant de toute une population vivant sous le pont de l'Expressway, cuisinant et s'éclairant au feu de bois, logeant dans des abris improvisés, certains profitant des feux de signalisation pour mendier auprès de véhicules arrêtés. Pas de bruit, tout est tranquille, certains sont affairés à faire la cuisine, d'autres marchandent entre eux, d'autres sont simplement assis et regardent, des enfants jouent. Le feu passe au vert, le bus s'ébranle, il s'engage sur le Lekki Expressway et 10 minutes plus tard nous arrivons à notre hôtel.

Nous sommes sur Victoria Island, une des zones résidentielles et business les plus "sûres" de la ville ou sont implantées une grande partie des compagnies internationales. C'est là que ma compagnie a son siège : Mobil House.

Le Lekki Expressway, une route à doubles voies, passe au pied de l'hôtel. De jour, la circulation est très dense. Tout le monde est pressé, c'est un grand concert de klaxons de l'aube à la tombée de la nuit. L'hôtel, loué par la compagnie et logeant exclusivement des employés ou des consultants, est à quelques 200 mètres du siège, de l'autre côté de la route. Celui qui tente de traverser à pied dans cette période est suicidaire. On nous déconseille vivement de nous déplacer à pied, des minibus nous transportent de l'hôtel à Mobil House. Par contraste, après 20 heures tout se calme d'un coup. Les gens ne circulent pas la nuit.

LE PROJET DE RÉNOVATION DE MOBIL HOUSE

C'est donc ma troisième visite dans le cadre de ce projet. Je remplace un collègue canadien, Bob Weir, qui est parti à la retraite.

Un projet de rénovation important impliquant le remplacement de tout le mobilier et du revêtement de sol, la mise à jour de la climatisation et de l'informatique, la modernisation des ascenseurs et la transformation complète des cuisines et de la cantine. Une opération relativement simple techniquement mais particulièrement complexe du point de vue organisationnel, dû au fait qu'il s'agit d'un bâtiment existant et occupé. Les travaux sont prévus en phases, étalés sur une période de deux ans au minimum.

Nous sommes en fin de phase préparatoire, le budget est déjà approuvé et le cahier des charges est prêt. Le lancement de l'appel d'offres pour la sélection des entreprises de construction est imminent. Nous avons des entretiens avec les entreprises pré-qualifiées prévus pour la semaine à venir.

L'équipe-projet que je supervise comprend à ce stade quatre personnes :

Samuel Nbuisi, Nigérian que j'ai déjà rencontré au Tchad où il est venu pour un stage, en charge de la sécurité.

Nkechi Onaijde, Nigérianne déléguée des Ressources Humaines, responsable de la communication interne relative à l'avancement des travaux.

Nigel Manning, Sud-Africain consultant en charge du design et du suivi de la construction.

Andy Buttery, Britannique, consultant chargé de planifier et d'organiser les migrations - déménagements - internes des divers départements : 1000 personnes à faire "migrer" d'un endroit à un autre à l'intérieur de l'immeuble, en diverses phases, sur une période de quelque deux ans, ce n'est pas une sinécure.

LE PROJET TCHAD-CAMEROUN

Un mois plus tôt, début novembre, avant mon congé à Amsterdam, je me suis rendu pour deux semaines à Douala, au Cameroun, dans le cadre de l'un des deux autres projets pour lesquels je suis responsable : la construction du siège de la compagnie COTCO - Cameroon Oil Transport Company, une filiale de notre société ExxonMobil - petit bâtiment de trois étages devant abriter 150 employés. Le chantier a démarré au printemps de cette année 2006 et est prévu pour deux ans.

Nous avons une petite équipe-projet de cinq personnes en place, chargée du suivi des travaux. Equipe 100% camerounaise et qui gère bien l'affaire, sous la direction de mon collègue et ami Jean-Michel Tolen, directeur des travaux. J'ai été très impliqué dans la préparation de ce projet, responsable pour la conception, le budget, la sélection des entreprises et bien entendu la liaison avec le client COTCO. Ma tâche se réduit maintenant à des visites de supervision mensuelles.

Cette construction s'effectue dans le cadre du projet d'exploitation pétrolière Tchad-Cameroun. Les champs pétrolifères se trouvent au sud du Tchad et un pipeline de 1000 km les relie à l'Océan Atlantique, à Kribi, sur la côte camerounaise, d'où le pétrole brut est embarqué sur des navires pour l'exportation vers les raffineries. La majeure partie du parcours du pipeline est sur territoire camerounais. La compagnie COTCO gère l'exploitation et la maintenance de ce pipeline sur le territoire camerounais.

A N'Djamena, au Tchad, nous construisons également des bureaux, cette fois-ci pour le siège administratif de la compagnie de production EEPCI - Esso

Exploration Production Company – filiale tchadienne de ExxonMobil, responsable de l'exploration et la gestion des champs pétrolifères. Ce projet est plus avancé et le chantier est dans sa phase finale. Là aussi je suis responsable du budget et de la bonne conduite de cette réalisation, qui a été particulièrement stressante.

A la question "pourquoi des bureaux à N'Djamena et à Douala puisqu'il s'agit en fait d'un seul et même projet" la réponse est simplement : "le Tchad n'est pas le Cameroun". Le gouvernement Camerounais perçoit des dividendes sur l'exploitation du pipeline en fonction du débit et n'acceptera jamais de voir la gestion administrative se faire au Tchad.

Les deux dernières années j'ai beaucoup pendulé entre N'Djamena et Douala, faisant usage d'un avion – un Dash – affrété par notre compagnie, qui effectue la liaison deux fois par semaine ; il y a 1000 km de distance entre les deux villes.

LE MONT CAMEROUN
Début novembre, je suis donc à Douala, au Cameroun. Ma femme Wanda vient m'y rejoindre une semaine plus tard avec Edyta et Dominika, deux amies polonaises, pour de courtes vacances. Durant le weekend du 11/12 novembre, nous allons tenter l'ascension du Mont Cameroun (4040m). Une mini expédition planifiée depuis un certain temps déjà.

Le Mont Cameroun, le plus haut sommet de l'Afrique de l'Ouest, dixième sommet d'Afrique (le plus grand étant le Mont Kilimandjaro, 5895m), est un volcan encore actif. C'est de fait le volcan le plus actif de l'Afrique de l'Ouest avec neuf éruptions au cours du XXème siècle, la dernière ayant eu lieu en 2000. Ces éruptions n'ont jamais fait de victimes grâce aux évacuations préventives des habitants.

L'ascension ne présente pas de difficulté majeure, elle se fait par un sentier de randonnée. Un climat chaud et humide rend la tâche plus ardue. La pluviométrie sur les flancs du Mont Cameroun est parmi les plus élevées d'Afrique, avec un record de 14'655 millimètres en 1919. Concernant cette humidité, il est frappant de noter que l'on ne peut presque jamais voir cette montagne depuis la ville de Douala, quand bien même elle se situe à peine à 60 à kilomètres de là. Le temps est rarement clair, c'est souvent voilé.

Le départ se fait depuis la ville de Buéa située à 870 mètres d'altitude sur le flanc est du Mont Cameroun. Nous sommes une dizaine à prendre part à cette excursion. Outre Wanda et ses deux amies, il y a mon collègue Jean-Michel Tolen, sa femme Désirée et Mme Diwouta, architecte, avec trois de ses amis, tous camerounais. Jean-Michel nous a organisé un guide accompagné de deux assistants transportant la nourriture. Le guide se prénomme Adolf : le Cameroun a été une colonie allemande jusqu'à la première guerre mondiale et les indigènes ont toujours gardé une certaine sympathie pour l'Allemagne, ce qui se traduit parfois dans les noms.

L'ascension s'avère plus pénible que prévu. Il n'y a certes pas de passage vraiment difficile mais la pente est particulièrement rude et la constante hostilité du terrain volcanique, constitué de lave durcie et charnue, de gravier, de trous, rend la montée très pénible. Après 2000 mètres, au sortir de la forêt tropicale, la piste monte verticalement, sans faire de zigzags – le "Mur" - dans un milieu type savane, jusqu'au deuxième refuge situé à 2800 mètres.

Ascension exténuante et mal planifiée. Nous aurions dû prévoir trois jours, mais les contraintes professionnelles d'une partie de l'équipe ne nous laissent que deux jours pour tenter d'accomplir l'impossible. Et l'arrivée de la pluie finit de ruiner nos espoirs. Nous abandonnons donc à 2800 mètres, passant la nuit dans le 2ème refuge, une cabane en pierre, fatigués et grelottant de froid.

Une partie de l'équipe tente bien de continuer dans la nuit jusqu'au 3ème refuge, à 3700 mètres, mais la plupart abandonnent après vingt minutes à cause de la pluie battante et viennent nous retrouver vers minuit. Seule Dominika, une des amies polonaises, continue en compagnie du guide Adolf qui n'est probablement pas enchanté. Ils parviennent au troisième refuge mais ne vont pas plus loin en raison du mauvais temps : le vent et la pluie glaciale auront eu raison d'eux.

Les accompagnants nous ont préparé un pique-nique avec des sandwiches au poulet. Le poulet s'avère être mal cuit, on voit tout le sang sur l'os, ce qui pousse Wanda et quelques autres à refuser de manger leur part. J'ai tellement faim que je n'y vois pas d'inconvénient et bâfre goulûment. La nuit est très froide, j'ai beaucoup de peine à dormir.

La descente du lendemain est également difficile. Comme on dit en Suisse "aïe oh ! les genoux".

Au milieu de la descente, nous croisons un sportif camerounais qui s'entraîne pour la course de l'ascension du Mont Cameroun qui a lieu chaque année en mars. Il est en short et monte au pas de course : impressionnant. Je souffre des jambes et ne m'écarte qu'au dernier moment pour le laisser passer. Il a l'énergie de m'engueuler parce que je lui gêne le passage. Je l'engueule à mon tour. Je m'en veux par la suite, ma fatigue m'a fait déraisonner.

L'arrivée à Buéa dimanche en milieu d'après-midi est pour moi un grand soulagement. Le dernier kilomètre de la descente est tout particulièrement pénible, je ne sens plus mes jambes, j'ai mal aux genoux, j'ai des cloques aux pieds, je transpire et ne peux plus parler. Le reste de l'équipe n'a pas l'air en trop mauvaise forme et personne ne remarque l'état dans lequel je suis. Heureusement, les véhicules sont présents comme prévu pour nous ramener à Douala.

Le coureur arrive peu après, comme si de rien n'était. Je me demande s'il est allé jusqu'au sommet ou s'il s'est arrêté à un des refuges. Il paraît que les meilleurs mettent quatre heures pour atteindre le sommet. Je ne veux pas lui poser la question, de peur qu'il ne me reconnaisse et devienne agressif à nouveau. En fait c'est stupide de ma part de penser ça, le gars est tout calme, heureux d'avoir fait le parcours et juste un peu fatigué. Un professionnel.

Les deux jours suivants, au travail, je sens terriblement mes jambes, les muscles me font mal. C'est bien évidemment le manque d'entraînement qui m'a handicapé, mais je crois que c'est peut-être aussi l'âge, 57 ans à l'époque. Mon collègue Jean-Michel, 20 ans plus jeune, qui ne suit aucun entraînement et qui a l'embonpoint généreux, a aussi souffert, mais quand même moins que moi. Il sent à peine ses muscles. Wanda qui a plus d'entraînement que moi grâce à toutes ses randonnées dans les Alpes, est moins éprouvée. Elle passe deux jours à la plage avec Edita et Dominika, à Kribi, pour se reposer puis retourne en Europe. Et moi je travaille…

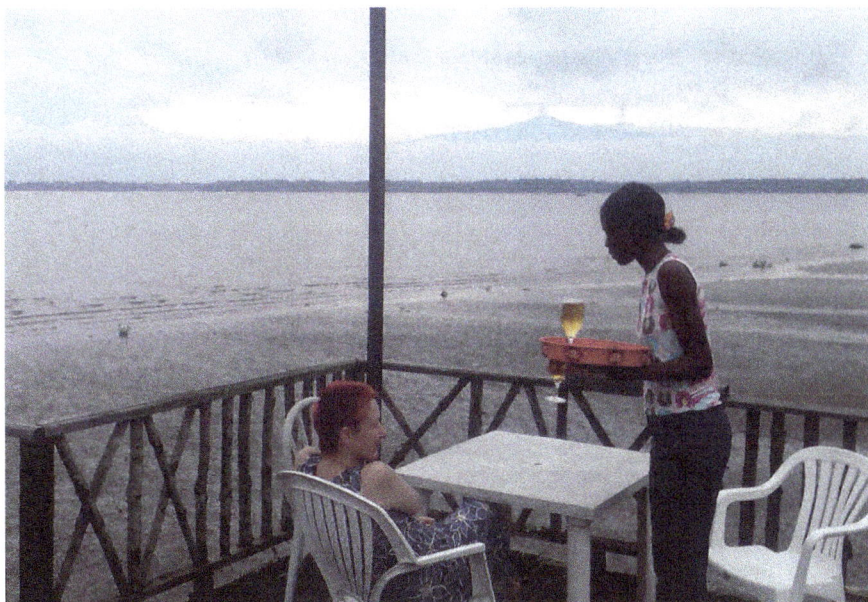

Le Mont Cameroun à l'arrière-plan, dans les nuages, vu depuis Douala. Une bière pour notre amie Dominika qui vient d'arriver de Pologne

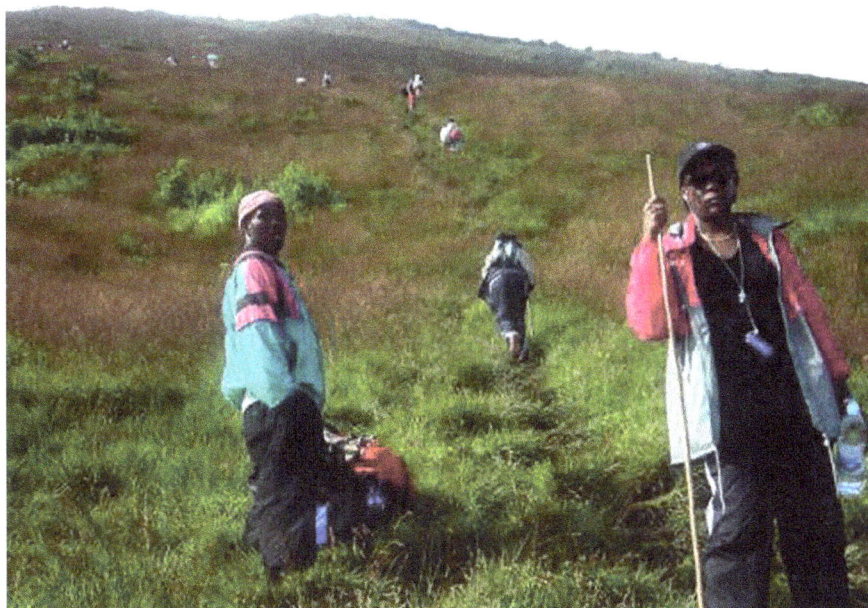

Ascension du Mont Cameroun   © Désirée Tolen

AMSTERDAM

Le jeudi suivant, le 16 novembre 2006, je quitte le Cameroun pour les Pays-Bas pour un congé d'une semaine et avant de me rendre au Nigéria pour ma nouvelle mission.

Depuis mon retour au pays, je souffre d'une légère "tourista" qui s'est déclenchée dans l'avion qui m'amène à Amsterdam. Je donne la faute à Swiss, la compagnie aérienne, qui doit m'avoir mal nourri. Ce n'est pas ma première gastro-entérite, cela m'arrive assez souvent et je n'y prête pas trop attention. Dans ce genre de situation, j'arrête en général de boire du café, je mange du riz et cela passe généralement après 2 ou 3 jours. Mais cette fois, cela dure plus longtemps. Cette "coulante" est également différente des autres que j'ai eues : couleur plus foncée, odeur plus forte - désolé pour les détails. Je trouve cela bizarre mais ne suis pas autrement préoccupé. Je n'ai pas de maux de ventre et ne me sens pas mal à l'aise. Un jour ça part et ensuite ça revient. Je pense en être débarrassé lors de me mon départ sur Lagos le jeudi suivant mais en fait elle est encore légèrement présente.

LAGOS, DIMANCHE APRÈS-MIDI 26 NOVEMBRE 2006

Je suis à Lagos, dans ma chambre d'hôtel, je me repose en visionnant un DVD que je suis allé acheter le jour précédent dans un petit marché : le Lekki Market, ou "Jakende" pour les locaux. Je connais ce marché pour m'y être rendu auparavant. Il est situé en périphérie de la ville, pas trop loin de l'hôtel, à environ 20 minutes en voiture. Une voiture de la compagnie m'y conduit.

La compagnie n'autorise pas les expatriés à conduire eux-mêmes : trop de risques. Il y a un pool de véhicules - Toyota Prado 4x4 - avec chauffeurs. Il suffit d'appeler la centrale, de s'identifier et de mentionner la destination désirée, et ils viennent nous chercher. Mais il faut parfois être bien patient. Cela peut durer dans certains cas plus d'une heure avant qu'ils n'arrivent, soit pour cause de circulation, les bouchons étant fréquents, ou pour cause de disponibilité. Je me souviens de la fois, lors d'une visite précédente, où j'avais envie de sortir manger dans un restaurant : après une heure et demie de vaine attente, je me résignai à jeter l'éponge et à manger à l'hôtel. Le véhicule était bien en route mais il était bloqué dans le trafic. Et dire qu'il y a tout au plus 400 mètres entre le parc des véhicules et mon hôtel.

Nigel, mon collègue Sud-Africain, m'a introduit à ce petit marché où l'on trouve un peu de tout. Il n'y a pas de touristes à Lagos. Ce sont donc surtout les locaux qui le fréquentent. Ou alors parfois une personne comme moi, un expatrié. Il n'y a pas de harcèlement. On peut se promener tranquillement, parcourant les petites allées étroites au long desquelles s'alignent des échoppes rudimentaires aux toits de tôle ondulée. Ce jour-là, je suis le seul Blanc par-là, mais ça ne me gêne pas. Personne ne fait attention à moi, du moins en apparence. Très différent de certains marchés nord-africains où on ne peut avoir une seconde de paix. Nigel m'a indiqué une petite échoppe particulière où l'on vend des DVD bon marché. Ce sont des copies illégales de films en général américains et provenant d'Asie. Elles se vendent à 1 dollar pièce. Nigel vient régulièrement là pour en acheter et il les ramène en Afrique du Sud pour sa famille. La première fois que j'y suis allé, un mois plus tôt, je me suis fait refiler un certain nombre de DVD endommagés. C'est maintenant ma deuxième visite. Le vendeur me reconnait et lorsque je considère un film particulier il me dit : "Ne prenez pas celui-ci, il n'est pas bon", non pas pour me signifier que le film est mauvais mais plutôt pour m'informer que c'est une copie de mauvaise qualité.

Je visionne le film "Stoned" (2005), comédie dramatique relatant les derniers mois de la vie de Brian Jones, des Rolling Stones et questionnant la raison de sa mort en 1969, assassinat ou suicide, sans vraiment y répondre. Film pas trop mauvais au demeurant et dont je n'avais jamais entendu parler. L'image se bloque cinq minutes avant la fin mais je parviens par miracle à la remettre en marche après quelques temps en pressant "reset", "restart". Ouf!

A la fin du film je veux me lever et je remarque que j'ai de la peine, que mes jambes sont affaiblies. "Je suis bien fatigué, il faut que je me repose" me dis-je. Je me rends au restaurant de l'hôtel pour le repas du soir. J'aurais bien voulu sortir, aller manger ailleurs, mais l'idée de devoir appeler un véhicule, d'attendre et ne pas savoir quand il sera là me décourage.

Avant de me coucher, je veux faire quelques flexions des bras. Je me mets à genoux par terre. A ma grande surprise, au moment de m'appuyer sur les bras tendus ceux-ci s'affaissent subitement. Je m'affale de tout mon poids sur le sol, manquant de peu de m'écraser le nez. Je n'ai pas de force dans les bras. "Je suis décidément vraiment fatigué" me dis-je. Mais je ne ressens absolument aucune douleur et décide de me coucher.

Seul dans mon lit et ayant de la peine à m'endormir, je cède à l'onanisme, Rien de particulier à cela, sauf que je constate cette fois-ci que la jouissance ne s'accompagne pas d'éjaculation. Plaisir sec qui m'étonne un peu mais sans plus et sur quoi je m'endors, néanmoins satisfait.

LUNDI MATIN

La perception du brouhaha créé par le trafic naissant sur Lekki Expressway et le bruit d'accompagnement des klaxons au travers du double vitrage me tirent de mon sommeil vers 6 heures. C'est de toute façon pratiquement l'heure de me lever. Je sors du lit et me rends à la salle de bains. Je m'assieds sur la cuvette pour me soulager. Je constate avec effarement que je n'arrive pas à me relever. Je n'ai pas de force dans les jambes. C'est vraiment bizarre, surtout que je ne ressens aucune douleur. Je suis interloqué et ne sais que faire. Je redouble d'effort pour me lever mais impossible. Je parviens à me mettre à quatre pattes et me dirige en direction de la chambre à coucher. Je mets mes coudes sur le lit qui est assez haut et parviens à me relever de cette façon, en poussant sur eux. Je m'habille tant bien que mal. Je peux marcher sans problème. Je me rends au restaurant pour le petit déjeuner et m'assieds à la table tout près de l'entrée. A la fin je veux me relever mais impossible à nouveau, même en essayant de m'aider des bras en m'appuyant sur la table. Je me résous à demander au serveur de me donner un coup de main en me tirant par le bras. Il s'exécute et sourit, devant penser que je suis vraiment un petit vieux.

"C'EST CE QUE JE PENSE"

Arrivé au bureau, je me rends immédiatement à la clinique de la compagnie située au sous-sol. Après une courte attente, le Dr Dominic Ukpong, le médecin de la compagnie, me reçoit dans son bureau. J'explique ce qui s'est passé. Il me fait passer dans la chambre d'auscultation, me fait asseoir sur un lit élevé, vérifie ma pression, mes réflexes. Il ne semble rien trouver d'anormal. Nous retournons dans son bureau et il me fait patienter assis dans un fauteuil, le temps qu'il termine son rapport d'auscultation. Ensuite il me demande de me relever mais je n'y arrive pas. Il se fâche, pensant que je joue la comédie. Je l'assure que non, que je ne peux vraiment pas me lever. Irrité, il appelle une infirmière et lui demande d'amener une chaise roulante.

Ils me gardent à la clinique toute la matinée, couché sur un lit, en présence de l'infirmière. A un moment donné, je veux aller aux toilettes. Le lit est haut et je parviens à me mettre debout. Je fais quelques pas quand soudain mes jambes lâchent et je m'affaisse de tout mon poids sur le sol. L'infirmière panique un court instant, totalement surprise, puis se précipite pour m'aider à me relever. Elle me soutient pour aller aux toilettes puis me raccompagne vers le lit. Je ne me suis heureusement pas fait mal en chutant.

Mon collègue Samuel vient s'enquérir de mon état. Nous avons organisé une réunion avec une des entreprises de construction candidate aux travaux de rénovation. Je dis à Samuel que je ne pourrai pas participer et qu'il vaudrait mieux remettre le rendez-vous. Je lui explique que je ne sais pas ce que j'ai et que j'attends la suite de la consultation.

Plus tard dans la matinée, le docteur Ukpong réapparaît accompagné d'un collègue médecin qu'il a fait venir pour avoir une seconde opinion. Ils m'auscultent, me demandant de lever les bras et les jambes et testant mes réflexes. Ils palabrent ensuite à voix basse, sans me faire part de leurs réflexions. Le docteur hoche de la tête et dit : "C'est ce que je pense". Ensuite ils repartent.

Et je reste là sur mon lit, livré à mon sort, sans information et sans comprendre ce qui se passe. Mais je ne ressens aucune panique. Je n'ai absolument aucune douleur, je me dis que ceci ne peut-être que passager et que tout s'arrangera forcément bientôt. Je suis habité d'un fatalisme optimiste.

L'infirmière est super gentille avec moi et sympathise. Elle est toute bouleversée et s'exclame : "Ce n'est pas juste". Je sens qu'elle veut faire quelque chose pour aider mais est impuissante, au bord des larmes. J'en arrive presque à la consoler, la rassurant que tout ira bien. Elle s'empare alors d'une aiguille et tente de me faire une prise de sang. Elle parvient seulement à me charcuter le bras, probablement par manque d'expérience. Action totalement irrationnelle, comme si elle tentait d'exorciser un démon qui se serait emparé de moi.

En début d'après-midi, elle revient vers moi et m'informe que je vais être transféré dans une clinique.

REDDINGTON HOSPITAL, VICTORIA ISLAND

Arrivé à la clinique, on me fait subir une radiographie des poumons dans le cadre de l'examen d'admission. Je ne peux plus me tenir debout et l'infirmier me soutient tant bien que mal pour faire l'examen.

Un peu plus tard, je reçois la visite d'une neurologue. C'est une jeune Nigérianne, dans la trentaine, extrêmement belle. Elle teste mes réflexes en promenant entre autres une plume le long de la plante de mes pieds.

Elle me dit bientôt d'une voix aimable mais très assurée : "Nous savons ce que vous avez. Ne vous inquiétez pas, vous irez mieux".

Cette simple phrase me remplit d'optimisme. Elle vient de me dire que je guérirai. C'est une nouvelle fantastique.

Je ne sais pas combien de temps cela prendra, elle ne le dit pas, mais je me dis que cela ne peut guère être qu'une question de semaines ou de quelques mois avant que j'aille mieux. Elle continue : "Nous pourrions vous soigner ici. Mais le traitement requiert du plasma que nous n'avons pas ici. Il faut le faire venir d'Europe. Alors c'est mieux pour vous d'aller là-bas".

Je reçois ensuite un coup de téléphone de Joâo Alves, mon patron basé à Londres et qui a été informé de ma situation :

"Paul, il faut que tu sortes de là-bas au plus vite. Tu ne peux pas rester dans ce pays avec ce que tu as".

"Joâo ne t'inquiètes pas. Ils savent ce que j'ai et me disent que je vais aller mieux, ce n'est pas si urgent".

"Non, non, tu dois rentrer au plus vite. Je vais parler avec Dr Ukpong".

"Bon", lui dis-je.

Peu après cela, mon collègue Adekunle Ali (Kunle) du service de la maintenance vient me rendre visite. Il me dit qu'il connaît la neurologue qui m'a ausculté et il me certifie qu'elle est très compétente. Elle travaille dans un autre hôpital et ils l'ont spécialement fait venir pour m'examiner.

"Ne vous inquiétez pas, vous irez mieux" : cette phrase de la neurologue résonne dans ma tête et va me donner énormément de courage pour toute la période à venir.

Le soir vers 19 heures, c'est le docteur Ukpong qui vient me voir. Il s'assoit sur une chaise à côté de mon lit, me regarde d'un air grave, me fixe dans les yeux et me dit : "Nous avons organisé votre rapatriement. Vous serez évacué demain matin sur Genève par avion spécial. C'était trop tard pour le faire aujourd'hui". Cela confirme ce que les gens de l'hôpital m'ont déjà annoncé de façon informelle. Le rapatriement est organisé par SOS International, la compagnie d'assurance contractée par ma société. J'entendrai plus tard qu'ils avaient le choix entre Johannesburg, Londres ou Genève. Ils ont opté pour Genève : "Il est Suisse, il faut qu'il aille à Genève".

La nuit à la clinique est bien longue. Le personnel de nuit palabre dans le local adjacent et est très bruyant. Et je ne suis pas confortable dans mon lit. On doit me soutenir lorsque je veux aller aux toilettes, ce que je trouve gênant. Je dors très peu.

MARDI MATIN 28 NOVEMBRE
Mon collègue Andy vient tôt le matin, avant mon départ. Il a pris soin de récolter toutes mes affaires personnelles dans ma chambre d'hôtel et a tout tassé dans ma petite valise. Il arrive tout souriant disant : "Voici l'infirmier Andy". J'ai toujours apprécié Andy avec son caractère résolument optimiste.

Je reçois également un coup de téléphone de l'infirmière de la compagnie qui vient s'enquérir de mon état. Je lui dis que je suis OK et que je vais être évacué. C'est réconfortant d'être entouré de toutes ces personnes attentionnées.

On vient m'expliquer que je serai transporté à l'aéroport par une ambulance municipale et non par ambulance privée. Les ambulances municipales sont les seules à avoir accès directement au tarmac. Je ne comprends pas très bien la nuance et surtout pourquoi on doit m'expliquer cela. Pour moi une ambulance est une ambulance. J'ai pensé plus tard qu'en fait ils voulaient simplement m'indiquer que le service de la clinique s'arrêtait à mon départ.

Au moment de partir, le personnel de la clinique me rejoint dans ma chambre. Ils sont cinq autour de mon lit et me souhaitent tout pour le mieux. Ces Nigérians sont adorables.

Mon collègue Kunle vient me voir à nouveau, juste avant que l'on m'embarque dans l'ambulance. Je lui fais part de la visite du personnel de la clinique et lui demande s'il pense que je devrais leur donner un pourboire, tellement je suis touché par leur dévouement : les pourboires sont monnaie courante dans ces pays. Il me dit : "Bien sûr que non, ils font juste leur boulot".

Je ne ressens toujours aucune douleur. Les mots de la neurologue le jour précédent m'ont donné du courage. Je sais que j'irai bientôt mieux et que je pourrai à nouveau marcher. Je ne sais seulement pas combien de temps cela prendra. Toute cette situation est bien surréaliste pour moi. Mais il semble que les autres pensent différemment et sont vraiment inquiets de mon état : on n'organise pas pour rien une telle évacuation.

Dans l'ambulance je suis accompagné d'un jeune médecin nigérian, en blouse blanche. Tandis que le véhicule se fraie un passage à travers le trafic, avec gyrophare allumé et faisant usage de la sirène quand c'est nécessaire, le médecin entre en conversation. Il ne s'enquiert guère de mon état mais est plutôt intéressé de savoir comment sont les conditions de travail en Europe et comment il faut s'y prendre pour pouvoir y aller et si je peux l'aider. Je suis couché sur un lit-brancard, ne pouvant presque plus bouger, et je lui dis que ce n'est pas si simple.

AÉROPORT DE LAGOS

L'avion est enfin arrivé. L'ambulance s'ébranle dans sa direction. On me débarque du véhicule et je suis posé à même le sol, couché sur mon lit-brancard, au pied de l'avion : un Cessna affrété par SOS International et venu du Gabon. Avion propriété de Mr Bongo, président du Gabon, me dira-t-on. Pas vraiment étonnant puisque Mr Bongo possède apparemment la moitié du pays. Je ne suis pas sûr que cette histoire de propriété soit véridique, mais toutes choses ont bien un fond de vérité ici ou là. A bord, il y a un médecin et une infirmière, tous deux Gabonais. Le pilote et le co-pilote sont Français.

Il y a ensuite la transmission des documents relatifs à mon cas, du médecin nigérian au médecin gabonais. Comme l'un ne parle que l'anglais et l'autre que le français, c'est moi-même, couché sur mon brancard à même le tarmac, qui fais la traduction. Pas trop compliqué puisque je sais bien ce que j'ai, que je suis paralysé, quoique, à ce moment-là, je ne sache pas quel est le nom présumé de la maladie qui m'affecte.

Un employé nigérian s'irrite : "Pourquoi ne parlent-ils pas anglais ?".

Le médecin le calme, lui disant qu'ils viennent d'un autre pays et parlent par conséquent une autre langue.

Ensuite on m'embarque dans l'avion. Pas facile, car je ne peux pas marcher. Ils m'installent dans un lit gonflable, une sorte de matelas pneumatique au bordures élevées. Ça coince à la porte. Ils le plient en deux sur la longueur, me prenant en sandwich, comme un hot dog. Ils s'y mettent à quatre et parviennent de cette façon à me hisser dans le petit avion par l'escalier et à travers l'étroite porte d'accès. Ils me posent à même le sol dans l'avion qui lui-même est équipé de matériel médical approprié. Je resterai couché sur ce matelas durant tout le vol.

Mon passeport est entre-temps revenu, dûment tamponné. Un petit soulagement vu que cela fait déjà un bon moment qu'il a été emporté.

Et maintenant c'est le pilote qui s'énerve. Il attend toujours l'autorisation de vol qui ne vient pas :

"Je leur ai pourtant donné un sac plein d'argent et ils ne reviennent pas avec les papiers".

Il est inquiet que nous arrivions trop tard à Genève, l'aéroport fermant à cette époque à 22 heures. Et ensuite, ils doivent encore se rendre sur Paris.

Après ce qui semble être une éternité, les documents arrivent finalement et nous pouvons décoller. Il est passé 14 heures lorsque nous nous envolons. La durée du vol est d'un peu plus de 7 heures, nous devrions être à Genève juste avant 22 heures.

Le vol s'effectue sans incident. Je suis assez bien installé, couché sur le dos, mais je ne parviens pas à me tourner sur le côté. En revanche j'arrive à étirer mes jambes quand c'est nécessaire. Le médecin prend ma pression à intervalles réguliers, chaque trente minutes et cela tout au long du voyage. J'ai terriblement faim mais je ne reçois rien à manger : je dois être à jeun pour l'auscultation à l'arrivée. Cela devient pénible, surtout quand l'équipage et mes accompagnants commencent eux-mêmes à manger. Mais au moins j'ai de l'appétit, ce qui doit être bon signe. Le vol dure une éternité et je n'arrive pas à dormir.

GENÈVE

Il fait nuit lorsque nous atterrissons à Genève, peu après 21 heures. A partir de là, tout va très vite. On m'embarque immédiatement dans une ambulance qui démarre tout de suite, sans attendre que les formalités douanières soient effectuées. J'ai à peine le temps de dire au revoir à mes accompagnants. Dix minutes plus tard je suis dans un hôpital, on me débarque et en moins d'une minute je suis au service d'urgence, dans cette salle qui ressemble à une salle d'opération, couché sur le dos sur ce qui doit être un lit, avec quatre visages masqués penchés sur moi. "Désolé pour les masques, mais vous venez d'Afrique, par précaution nous devons nous protéger des possibles infections" dit une voix mâle à l'accent genevois. "J'ai faim, est-ce que je peux manger quelque chose ?". "Oui mais pas tout de suite, nous devons d'abord vous faire une ponction lombaire". Je ne sais pas ce que c'est et n'ai par conséquent pas trop d'appréhension. J'ai juste l'impression d'être dans un mauvais rêve, dans un couloir sans fin. Fatigué et affamé. Ils me tournent ensuite sur le côté et s'exécutent. Je sens une aiguille me pénétrer le dos...[1]

La douleur est finalement assez supportable, probablement grâce à l'anesthésie locale. Je me soumets sans résistance, priant le Seigneur pour que ça aille vite. Cela va effectivement assez rapidement. Gros soulagement lorsque c'est terminé, avec la perspective de pouvoir enfin manger. On me laisse dans la salle, couché sur le lit.

Après une attente de 10 à 15 minutes ils reviennent et disent "désolé, ça n'a pas bien marché, nous devons refaire une ponction..." Mauvais gag ? Pas le choix, que faire sinon accepter et se soumettre ? Je suis tout simplement trop fatigué pour réagir et ne dis rien.

La seconde tentative est la bonne. Et ensuite je peux enfin manger...

CHAPITRE DEUX

LA TOUR

"Vous avez un Guienbaré" "Un quoi ?" "Un Guienbaré, c'est une affection du système nerveux périphérique. Nous allons vous faire un traitement avec du plasma, cela permettra de freiner et de stopper le développement de la maladie". Ça je comprends, c'est bien ce que l'on m'a fait entendre à Lagos.

C'est un des infirmiers en charge des soins intensifs qui m'explique cela. C'est le jour suivant mon admission à l'hôpital La Tour, à Meyrin, près de Genève. Les résultats des analyses sont là et il m'écrit le nom : "Guillain-Barré".

Il ajoute : "N'allez pas vous renseigner sur Internet, les informations que l'on y trouve ne sont pas vérifiées et par conséquent pas toujours correctes".

Je suis couché dans mon lit. Je peux à peine lever les bras, voire la tête, mais j'ai l'usage des mains. Des coussins sont placés derrière mon dos pour me relever un peu. Après quelques jours, on m'assoit la journée dans une chaise avec un plateau qui me permet de manger et m'affairer à quelques activités de lecture. Mais je me fatigue très vite.

LE SYNDROME DE GUILLAIN-BARRÉ
Syndrome de Guillain-Barré : affection du système nerveux périphérique (les nerfs), faisant suite à une déficience du système immunitaire, avec pour symptôme une paralysie dite flasque.

Guillain et Barré sont les noms des deux médecins français qui ont identifié ce syndrome au début du 20ème siècle.

On m'explique : après une phase initiale d'aggravation, l'affection se stabilise, suivie par une phase lente d'amélioration. La phase d'aggravation est critique car elle risque d'affecter le système respiratoire, ce qui pourrait avoir des conséquences mortelles - j'apprendrai plus tard que 15% des cas sont mortels. Le traitement au plasma par perfusion intraveineuse permet de freiner et stopper l'aggravation. Après cela il n'y a pas de médication prescrite, la seule chose à faire c'est la physiothérapie.

Cette information est très encourageante. Je suis persuadé que je serai totalement guéri d'ici quelques mois.

Une bactérie a été identifiée lors des analyses : le Campylobacter Jejuni. Cette bactérie pourrait être la cause de ma déficience. Cela n'est pas scientifiquement prouvé mais il semblerait que dans 30% des cas de Guillain-Barré on constate la présence de cette bactérie. Plus encore, cette bactérie se trouve principalement dans le lait cru, les excréments de chatons et aussi dans le poulet mal cuit.

Le poulet mal cuit... Bon sang mais c'est bien sûr, le poulet mal cuit du Mont Cameroun, au deuxième refuge, à 2800 mètres. Le poulet rouge sur l'os que les autres refusent de toucher et que je mange malgré tout, fatigué, transi de froid et mort de faim. Voilà la cause. Bingo ! Pour moi c'est l'évidence même, cela doit être ça, il n'y a pas de doute. C'est cette volaille qui m'a transmis cette maladie. Je me jure alors de ne plus jamais manger de poulet. Jamais plus.

Mon repas du jour arrive et qu'est-ce que je vois sur mon assiette ? Mais oui, une cuisse de poulet. Ce n'est pas possible. Que faire ? Ayant très faim, je me résigne à la manger. J'y vais prudemment, tournant le morceau dans tous les sens, m'assurant que la cuisson est bonne, qu'il n'y a pas de rouge de sang sur l'os. Finalement je l'avale lentement, par petits morceaux, m'en remettant à la fatalité et priant de tout mon cœur que rien ne se passe...

Le chef de clinique, un genevois à l'accent très marqué (la même voix que le masque, à mon arrivée), dans la quarantaine, se présente : "Ne vous en faites pas, vous vous en sortirez. J'ai un ami qui a eu ça il y a quelques années de cela et maintenant il est complètement remis. Il adore la montagne et il gambade à nouveau sur les sentiers comme un cabri, comme par le passé". Ces propos sont très encourageants, ils corroborent ceux de la neurologue nigériane ainsi que l'info procurée par l'infirmier. Cela ajoute encore plus à mon optimisme. Encore une fois, je suis persuadé que je serai totalement rétabli d'ici quelques mois.

Un assistant me signale par ailleurs que l'hôpital de Lagos a établi un excellent rapport : "Il faudrait les féliciter".

Plus tard, on me fait bien comprendre qu'il pourrait y avoir des séquelles, que l'on ne peut pas promettre que je me remettrai à 100%. "Dans certains cas, le patient devra faire usage d'une canne pour le reste de sa vie" me dit mon frère lors d'une des ses visites, après s'être renseigné. Mais ce genre d'information ne m'affecte pas trop, pensant que ces propos ne valent pas pour moi.

LES SOINS INTENSIFS
Les deux jours de traitement au plasma sont difficiles. Le traitement en soi n'est pas douloureux, c'est simplement une perfusion intraveineuse. Un sac plein de plasma est suspendu à une tige verticale, une potence, et un tube le relie à la veine de mon bras gauche. Le mal a entretemps progressé. Je ne ressens heureusement aucune douleur, mais par contre je suis maintenant pratiquement totalement paralysé. Je peux à peine soulever la tête. Je suis couché sur le dos et ne parviens même pas à me tourner sur le côté. Je peux bouger les bras mais n'arrive pas à les lever pour atteindre la sonnette qui pend, trente centimètres au-dessus de moi. A ma demande, une des infirmières amène une rallonge et pose la sonnette à côté de mon oreiller, à portée de main. Cette sonnette est importante, c'est grâce à elle que je peux appeler si nécessaire.

Et c'est alors que le calvaire commence. Je n'arrive pas à dormir. Je suis mal à l'aise. Je veux sans arrêt changer de position mais ne le peux pas. A chaque fois je sonne pour appeler l'infirmière de service et lui demander de m'aider à me tourner d'un côté, puis de l'autre. Cela dure toute la nuit. Je pense que j'ai dû les appeler au moins quinze fois. Et je ne peux pas dormir. Il me faudrait un calmant, un somnifère, mais durant toute cette période de perfusion intraveineuse je n'ai droit à aucun médicament. En désespoir de cause, en larmes, je leur demande de m'asseoir à une table et d'y poser un coussin afin que je puisse me pencher par dessus en l'entourant de mes bras. Et c'est ainsi que finalement je trouve un peu de repos, il doit être 5 heures du matin. Quel genre de démon s'est-il donc emparé de moi ?

Après deux jours, une fois le traitement terminé, j'ai droit à la morphine ce qui me permet de dormir un peu mieux les nuits suivantes. "Dose minimale" m'assure l'infirmière suite à ma question "pas de quoi devenir accro, ne vous inquiétez pas".

Mis à part l'incommodité due à l'immobilisme forcé par la paralysie, je ne me souviens pas d'avoir autrement souffert durant cette période. Ma femme Wanda me rappelle toutefois que je me plaignais de douleurs. Peut-être des douleurs musculaires ? Peut-être la raison pour laquelle j'avais droit à la morphine ? J'ai un blanc total à ce sujet.

PREMIÈRE VISITE

C'est durant cette période initiale de soins intensifs que Wanda et son fils Sebastian viennent depuis Amsterdam en avion pour me voir. Je suis content de les avoir près de moi, mais suis très fatigué et leur demande après peut-être une demie heure de me laisser seul car je n'ai plus d'énergie pour leur parler, ce qui semble les surprendre. Ils passent une nuit à Genève et retournent à Amsterdam le jour suivant, comme prévu.

Sebastian m'avouera beaucoup plus tard qu'il avait été impressionné par cette visite, que je n'avais vraiment pas bonne mine. Ma gorge était très enflée, comme si mes muscles ne la tenaient plus en place. Je ne pouvais pas bouger. Des coussins soutenaient mon dos et ma tête, me mettant en position mi-assise. Mon corps était relié par des fils et des tuyaux à divers appareils et écrans de contrôle. Cette vue ne pouvait pas être très réconfortante. Je m'évertuais à leur dire que cela allait passer, que je serais bientôt mieux. Me croyaient-ils ?

EMILIO

Mon vieux père Emilio vient aussi me voir rapidement, de sa propre initiative. Il a à l'époque presque 99 ans. Il vient avec un taxi depuis La Tour-de-Peilz, à 80 kilomètres de là. Cette virée doit lui avoir coûté la peau des fesses. Je fais de mon mieux pour bien le recevoir, souriant et faisant part de mon optimisme. J'ai l'impression que cette première visite est pour lui un soulagement, que je vais mieux qu'il ne s'imaginait. Il ne voit pas très bien et je pense qu'il ne réalise pas tout à fait l'état dans lequel je suis, ni moi non plus d'ailleurs.

Mon frère Raymond et ma belle-sœur Marie-France qui eux habitent près de Lausanne, viennent par la suite me voir régulièrement, une fois par semaine, en voiture. A chaque fois ils font le détour par La Tour-de-Peilz pour aller chercher notre père. C'est un sacré détour, cela leur en fait des kilomètres.

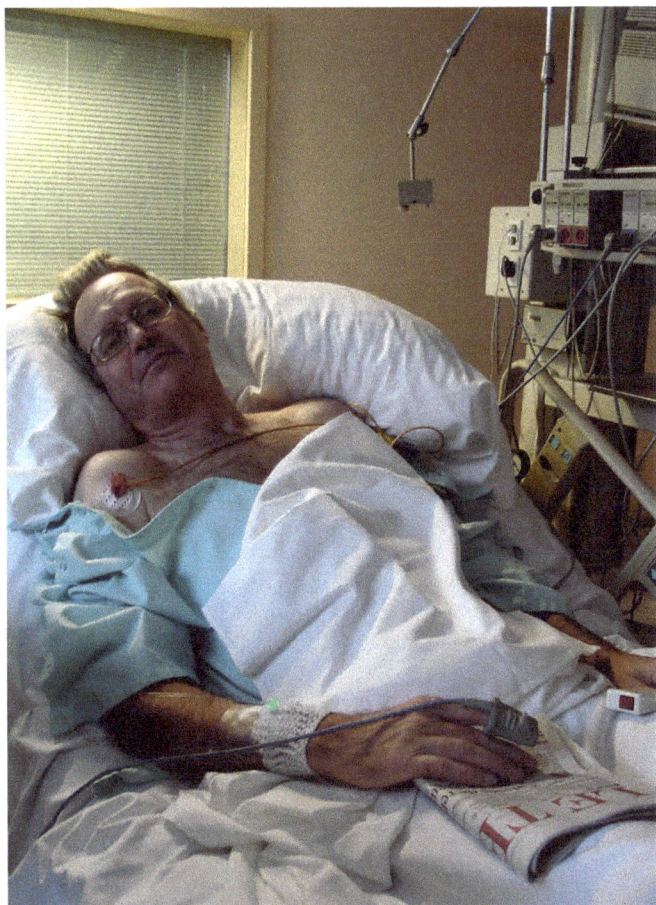

Aux soins intensifs   © Wanda Michalak

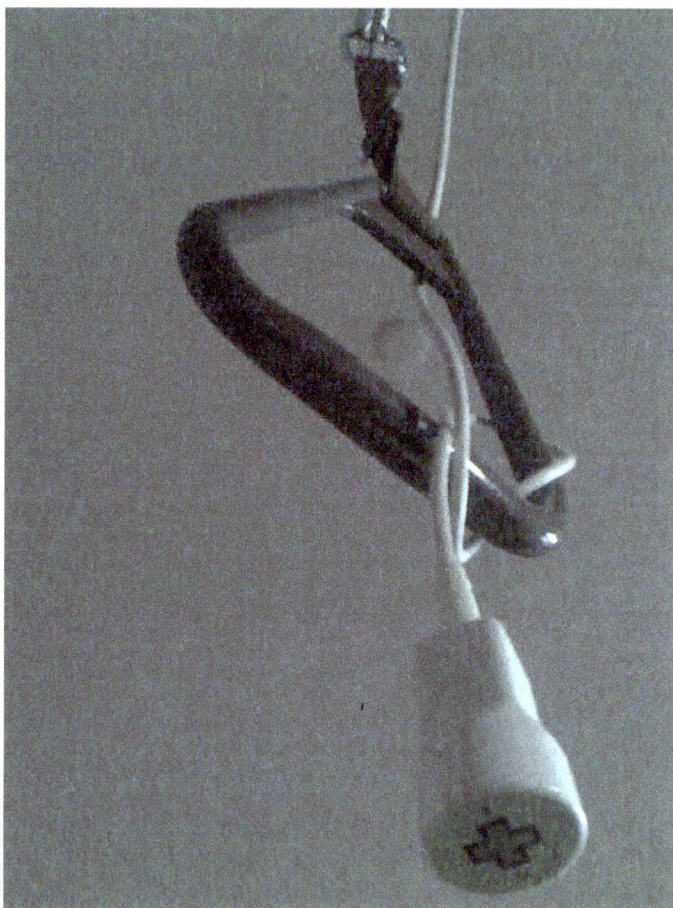

La sonnette inatteignable, pendant à 30cm au dessus de moi

LE PERSONNEL SOIGNANT DES SOINS INTENSIFS

Je passe quinze jours aux soins intensifs. J'ai une admiration sans bornes pour les (aide)infirmiers et (aide)infirmières qui s'occupent de moi durant cette période. Quelle patience infinie ils ont. Quelle attention, quel dévouement. Jamais une remarque désobligeante, même pas après un quinzième appel dans la nuit. Toujours souriants envers moi. Ces gens sont des héros.

Il y a cette infirmière qui vient spontanément me masser le dos. Elle le fait très doucement, avec affection et patience. Et ce n'est pas un massage d'une minute seulement, loin de là. Cela me semble durer des heures, alors que c'est probablement dix ou quinze minutes. Quel dévouement : un ange.

SOINS CONTINUS

Après deux semaines, mon cas n'est plus jugé critique et je suis donc transféré aux soins continus. J'ai droit à une chambre particulière et l'intention est de me faire débuter la physiothérapie. Mon état s'est entretemps légèrement amélioré. J'arrive, quoiqu' avec beaucoup de peine, à me retourner seul dans mon lit, ce qui me permet de mieux dormir sans devoir sans cesse appeler à l'aide.

L'infirmier des soins intensifs qui m'a informé du Guillain-Barré passe me voir. Il s'assied auprès de moi et me raconte l'accident qu'il a eu en moto il y a un certain temps, son bras mal en point, et le temps que cela lui a pris pour se remettre. Des nerfs avaient été affectés. Il m'explique que les nerfs endommagés se remettent très, très, très lentement, que cela prend des mois et des mois et même plus que cela. Tout cela pour me dire qu'il me faudra avoir beaucoup de patience, que la guérison ne vient pas d'un jour à l'autre.

A travers la fenêtre, j'entrevois un petit bout de la chaîne du Jura. Le ciel est la plupart du temps gris, couvert. Un temps maussade, typique pour le mois de décembre dans cette partie du monde, qui restera le même durant toute la durée de mon séjour dans cet hôpital. Jamais je n'aperçois le soleil, il me faut le chercher dans mon for intérieur, ce que je m'évertue à faire.

NOUVELLE ALERTE

Deux jours après mon transfert aux soins continus, je remarque un tiraillement sur mon visage, spécifiquement sur la moitié gauche. Je le signale à deux assistants médecins lors de leur visite matinale. Ils s'alarment et partent en hâte sans rien dire. Ils ont constaté ce qui semble être un début de paralysie du visage. Ils ont vu juste, c'est effectivement une rechute. On me fait subir sans attendre un nouveau traitement au plasma. Entretemps, l'état de mon visage se dégrade rapidement, à un point tel que je ne peux presque plus parler.

J'ai là un grand moment de panique. Pas vraiment à cause de ma situation, je suis toujours confiant que cela s'arrangera et reste résolument optimiste. Mais c'est plutôt vis à vis de mon père que je suis inquiet, car si je ne peux plus parler, je n'arriverai plus à le rassurer sur mon état et cela le mènera certainement à paniquer. Sa prochaine visite est prévue dans une semaine, avec mon frère et ma belle-sœur. Je l'appelle au téléphone tant que je peux encore parler pour lui dire bonjour, que tout va bien et que je me réjouis de le revoir dans une semaine. Ma voix est encore audible. Je sens que mon état empire et je prie pour que cela s'arrange à nouveau d'ici la semaine à venir.

Durant deux ou trois jours mon état empire effectivement. Ma bouche est toute tordue, moitié paralysée. Une orthophoniste, thérapeute spécialisée dans les troubles de la communication, me fait faire des exercices d'élocution "a" "e" "i" "o" "u" "ou" "en" "on", etc. A répéter plusieurs fois, très fort. Elle me fait subir plusieurs séances et me donne également des exercices d'élocution à effectuer durant son absence.

Cette dame est un drôle de personnage. Elle a dans la cinquantaine, cheveux foncés mi-longs bouclés, visage triste aux traits tirés, comme lasse ou fatiguée, sans enthousiasme aucun. Pas très motivée et peu encourageante. "Effet ménopause ?" me demande mon méchant subconscient. C'est vrai qu'avoir un boulot où il faut constamment demander aux patients de prononcer "a" "e" "i" "o" "u" n'est pas vraiment passionnant.

Par bonheur, le nouveau traitement au plasma a l'effet escompté. Après trois jours mon état s'améliore sensiblement, comme par enchantement. La paralysie faciale est pratiquement éradiquée une semaine plus tard, au moment de la visite paternelle.

L'ÉLECTROMYOGRAPHIE

Je subis également une électroneuromyographie (ENMG). Un spécialiste a été appelé pour mesurer la conductivité des nerfs dans mes jambes, pour essayer d'évaluer le dommage et confirmer la cause. Plus précisément, l'exercice consiste à mesurer la vitesse de conductivité nerveuse motrice (VCNM). Il choisit pour l'examen ma cuisse gauche. Il stimule le nerf péronier au-dessus du genou à l'aide d'un choc électrique bref et recueille la réponse d'un muscle distal faisant partie du territoire moteur du nerf stimulé dans le haut de la cuisse. Le choc est extrêmement bref et je ne ressens aucune douleur, pas même un picotement.

Ce bonhomme est également un singulier personnage. Maigre, barbu, cheveux noirs gras avec raie sur le côté, dans la quarantaine, avec une drôle de voix aigüe. Il me rappelle un peu Kees van Kooten, comique néerlandais, dans le rôle du "vieze man" (vieux pervers). Il me parle tout en procédant à l'examen. Il se plaint du fait qu'on ne le laisse pas opérer à sa guise, qu'il aurait voulu faire un examen plus approfondi. Je ne me souviens pas exactement quel était son problème, mais il me reste le souvenir d'avoir eu affaire à un homme terriblement frustré. Alors je me demande quelle est la valeur de cet examen. Il me dit simplement que tout semble OK, que le nerf est là. Mais le résultat ne m'a jamais été communiqué.

Je comprends aujourd'hui que cet examen a permis entre autres de distinguer une atteinte neurone périphérique d'une atteinte primitivement myogène (atteinte des fibres musculaires). Dans mon cas, cela a dû permettre de confirmer qu'il s'agissait bien d'une atteinte neurone périphérique et que l'on avait bien affaire au syndrome Guillain Barré.

Cet examen peut également avoir un effet pronostic s'il est répété plusieurs fois dans le temps, pour suivre l'évolution du syndrome. Mais dans mon cas cela n'a pas été fait. C'est peut-être de cela que se plaignait le spécialiste.

Je me dis que décidément, entre l'électromyographiste et l'orthophoniste, je suis entouré de gens bien peu motivés et plutôt déprimés, voire éteints. Heureusement que leur intervention ne sera dans mon cas que très ponctuelle.

Cela contraste tellement avec la jeune équipe des soins intensifs qui m'a frappé par son enthousiasme et sa motivation. Peut-être leurs activités sont-elles moins routinières et exigent-elles plus d'esprit d'initiative.

PHYSIOTHÉRAPIE

Il n'y a pas de médication prescrite pour le syndrome de Guillain-Barré. La seule chose à faire dans la phase de "récupération" est la physiothérapie, pour recouvrer le mieux possible l'usage des muscles affectés.

La physiothérapeute en charge se nomme Sandrine, genevoise dans la trentaine. Elle est très dévouée et également très enthousiaste. Elle me fait exécuter des exercices quotidiens. Exercices limités dus à ma fonctionnalité elle-même particulièrement amoindrie. Elle me fait souffler tous les jours dans un appareil mesurant la capacité pulmonaire. C'est un contrôle routinier pour vérifier le bon fonctionnement du système respiratoire. La séance physio proprement dite commence avec un transfert du lit à un fauteuil roulant, transfert nécessitant l'assistance d'un infirmier vu que je suis pratiquement un poids mort, ne pouvant me soulever par moi-même. Les exercices consistent à essayer de lever les jambes, de faire un début de musculation des bras avec des haltères ; j'arrive à peine à lever 500 grammes, à lancer des balles, à me faire pencher en avant et essayer de me relever, etc.

Après quelques jours, elle m'amène à la piscine interne. Elle me met à l'eau à l'aide d'une nacelle suspendue à un câble activé par un treuil. Une fois dans l'eau je constate avec le plus grand étonnement que j'arrive à bouger les jambes, que je peux pratiquement marcher dans l'eau.

"Vous voyez" me dit-elle "vos membres fonctionnent, vous pouvez marcher, tout va revenir peu à peu".

J'en reste bouche bée. Quel moment extraordinaire de voir et sentir mes jambes fonctionner. C'est incroyablement encourageant. Un moment sublime. Je ne veux pas m'arrêter. Je peux marcher dans l'eau. Je veux m'écrier "Vive Archimède" bien que cela n'ait pas vraiment de sens. Je découvre l'hydrothérapie. Sandrine elle aussi est toute enthousiaste.

LA DÉRUPE

Je suis au sommet d'une montagne et je regarde en bas. La pente est raide, recouverte d'herbe haute, pliant sous son propre poids, ondoyant sous une brise légère. Herbe étrange, très épaisse et douce à la fois, de couleur gris-blanc avec par-ci par-là des taches brunes. En fait ce n'est pas de l'herbe et il n'y a pas de vent. En regardant de plus près, je réalise qu'il s'agit de poulets. Des centaines, des milliers de poulets, bien vivants, serrés les uns contre les autres, occupés à picorer. Une masse fébrile imposante tapissant la pente raide à perte de vue, comme une moquette très épaisse. Et je dévale cette pente sans effort, au ralenti, à grandes enjambées, rebondissant allègrement tous les cinq à six mètres, effleurant à peine cet épais tapis de plumes, sans vraiment le toucher, comme en vol plané, en état d'apesanteur. Plus bas, c'est la forêt et la plaine. Et je me vois disparaître lentement dans le fond, là-bas tout en bas, bondissant doucement, sans accroc, jusqu'à n'être qu'un petit point à l'horizon s'évaporant dans la brume. Sentiment sublime de débouler une pente, facilement et en douceur.

Et je me réveille dans mon lit, enchanté d'avoir fait un rêve si agréable, mais en même temps déçu d'être à nouveau confronté à cette réalité lourde, quasiment paralysé au fond de mon lit. Mais ce rêve est encourageant, chargé d'optimisme, il me donne un sentiment de "feel good". Il ne me lâchera pas. L'expérience de la piscine, le fait d'avoir vu mes jambes bouger, y est indubitablement pour quelque chose. Et cette montagne, c'était le Mont Cameroun. Et les poulets... Oui, je marcherai à nouveau ! Je le veux ! Je le peux !

LES GÉNÉRATEURS DU TCHAD

Lors d'une de ses visites, mon frère Raymond me fait part de sa discussion avec un ami médecin qui a suggéré que ce qui m'est arrivé peut également être lié au stress. Ce commentaire est intéressant. J'ai effectivement été très stressé durant toute l'année qui a précédé mon accident.

En particulier, le souvenir de cette nuit d'enfer à N'Djamena, au Tchad, un an auparavant, me vient à l'esprit : il y avait ce problème de générateurs qui me tournait dans la tête et m'empêchait de dormir.

Nous étions en pleine phase de rénovation et d'agrandissement des bureaux existants. En raison de contraintes budgétaires, nous avions décidé de ne pas remplacer les deux vieux générateurs existants dont la capacité parvenait juste à satisfaire la demande et surtout de ne pas en avoir ajouté un en réserve (le N+1 comme on dit en jargon technique).

La fréquence et surtout la longueur des coupures du courant fourni par l'unique centrale de la ville avaient été sous-estimées. Une seconde centrale était bien prévue mais sa construction était loin d'être achevée. Il allait par conséquent falloir faire très souvent - beaucoup plus souvent que prévu - appel aux générateurs de secours pour faire fonctionner le bâtiment. Durant ma présence, une des coupures dura plus de 48 heures et je voyais les deux générateurs couplés souffler, vibrer, prêts à rendre l'âme à tout instant. Et la capacité du bâtiment n'était pas encore à son maximum, les travaux d'extension étant toujours en cours.

La crainte d'une panne de générateur irrémédiable était réelle, avec pour conséquence non seulement des conditions de travail impossibles - sans clim impossible de travailler à une température extérieure moyenne de 38 degrés - mais en plus la perte des données informatiques : les batteries de secours n'avaient pas plus de 120 minutes de capacité.

Et maintenant, le client menaçait de ne pas accepter le projet avant que le problème ne soit résolu. Il me l'avait communiqué au cours d'une réunion. Il préférait rester dans des locaux provisoires qu'il avait en location, avec toutes les conséquences financières qui en découlaient. Je me sentais terriblement responsable.

Je me souviens de cette nuit sans sommeil, faisant suite à la réunion susmentionnée. Les problèmes me tournaient dans la tête et atteignaient un paroxysme et je n'avais personne à qui parler, je me tapais quasiment la tête contre les murs. J'étais seul dans cette chambre misérable de Tréguer, petite pension au confort minimum, avec ce ventilo-convecteur impossible à régler (c'était "off" ou "on" et le "off" n'était pas une option) qui soufflait de l'air froid à plein tube au-dessus de mon lit, provoquant un courant d'air insupportable, m'obligeant à m'emmitoufler dans les couvertures. Il y avait bien une télé mais les programmes étaient nuls et de toute façon je ne parvenais pas à me concentrer. Même le jeu du Sudoku - sorte de mots-croisés avec des chiffres au lieu de lettres - qui normalement me forçait à me concentrer et me permettait d'échapper à mes pensées n'aidait pas. Je criais quasiment de désespoir, je ne voyais pas d'issue, j'étais dans un tunnel sans fin. Je n'avais personne à qui parler, me confier, seul au milieu de la nuit. Je finis par pleurer un bon coup, très fort, tout en criant à pleins poumons. Cela me calma un peu.

Le jour suivant, au bureau, les problèmes se relativisaient. Ce n'étaient finalement que des problèmes techniques. Ils finirent d'ailleurs par être résolus, quelques semaines plus tard, lorsqu'une demande de budget supplémentaire fut accordée, permettant l'acquisition du générateur manquant. Le client accepta d'occuper les nouveaux locaux dans l'intervalle, le délai de livraison et d'installation du générateur supplémentaire étant de six mois. Mais entretemps, j'avais été marqué et il est clair que j'avais été terriblement stressé.

Le fait de devoir gérer trois projets simultanément dans trois pays différents ne peut être que stressant. Je ne blâme personne, cela a été mon propre choix.

Il y a beaucoup dans cette explication. Il est bien possible que cette situation de stress ait affecté mon système nerveux et facilité le dysfonctionnement de mon système immunitaire. Ce qui est étonnant, c'est que personne d'autre n'ait fait part de ce facteur. Ni au Nigéria, ni à l'hôpital de La Tour, ni au centre de réadaptation où j'irai plus tard.

LES VISITES

Je reçois plusieurs visites durant les cinq semaines de mon séjour à l'hôpital de La Tour. Outre les membres de la famille déjà mentionnés, il y a mon patron João Alves, venu spécialement depuis Londres pour me voir ; voyage éclair d'un jour qui m'honore. Lui aussi est choqué à ma vue. Il me dira plus tard qu'il a pensé que je ne pourrais plus jamais retourner travailler. Il reste deux heures avec moi. Je le vois réfléchir. Il y a pour lui un problème spécifique, mon remplacement pour les trois projets pour lesquels je suis responsable. Cette visite est pour lui la confirmation qu'il ne peut absolument pas compter sur mon retour à court terme, voire même à long terme. Mais je suis incapable d'en parler avec lui, l'idée même d'y penser me stresse. Et de toute façon, que pourrais-je dire ? Je pense qu'il le sent bien et il ne m'enquiquine pas avec ce sujet. Je m'entends bien avec João, j'apprécie la confiance qu'il met en moi. Sa mentalité - il est Portugais - et ses opinions sont proches des miennes. Nous parlons français entre nous. Il connaît bien l'Afrique pour y avoir passé plusieurs années, entre autres au Congo-Kinshasa où il a occupé une position de directeur national pour la société, ce qui lui permet de bien comprendre les problèmes spécifiques auxquels nous sommes souvent confrontés : lenteur d'exécution, importations et problèmes douaniers, problèmes logistiques associés, etc. Il dit souvent : "Notre direction à Houston, elle ne comprend rien à l'Afrique, on ne peut pas lui expliquer". C'est également une personne très bonne. Il m'a raconté comment, au Congo, il achetait les singes que les gens vendaient le long de la rue pour ensuite aller les libérer dans la nature : la viande de singe est une délicatesse dans ces contrées.

J'apprendrai plus tard que trois collègues différents allaient prendre en charge les projets que j'ai délaissés par la force des choses : Paul Begnaud pour Lagos, Jan Kerremans pour Douala et Nora Belobrk pour N'Djamena.

Mon vieil ami d'études et complice Nabil vient également me rendre visite. J'apprécie beaucoup sa visite, sachant à quel point il abhorre les hôpitaux. Nous nous reverrons plus tard dans une situation tout à fait inattendue.

Mes amis Jean-François, Yves et sa femme Anne-Lise viennent me voir depuis Vevey. Yves est particulièrement choqué lorsqu'il me met une bouteille de vin dans la main et qu'il voit mon bras s'affaisser sous le poids. Il la rattrape juste à temps avant qu'elle ne s'écrase par terre tout en s'exclamant "ah bon d'accord". Cela aurait été dommage, c'est un joli cru vaudois, du Corseaux si je me souviens bien, que j'apprécierai à sa juste valeur quelques semaines plus tard.

Tous ces visiteurs doivent être horrifiés à ma vue, sans toutefois me le laisser sentir.

Beaucoup d'amis m'appellent depuis la Hollande, mon pays de résidence. Gerrit : mon âme-sœur; mes vieux amis Mees et Marianne; mon ancienne amie Christie; Hannie et Wouter depuis Toulon. Je me souviens de la sommation de Wouter, le nouveau compagnon de Hannie "Paul, promets-moi de ne jamais, jamais, jamais plus retourner en Afrique".

Tout le monde pense que j'ai attrapé cette maladie en Afrique. C'est faux, cette maladie n'existe pas en Afrique. Elle apparaît principalement dans les pays désignés comme "développés". Ma maladie s'est bien manifestée en Afrique, mais c'est une pure coïncidence. J'aurais pu être n'importe où.

LA DIGNITÉ

Tout le personnel de l'hôpital est vraiment sympathique avec moi. Je constate également que la grande majorité des employés auxquels j'ai affaire sont des frontaliers, surtout des français. Les seuls suisses à s'occuper de moi sont le médecin-chef et ma physiothérapeute, ainsi que les deux énergumènes bizarres, l'électromyographiste et l'orthophoniste. Plus de 50% des employés de l'hôpital doivent être étrangers. Que ferait-on sans eux ?

Une particularité à mentionner, en tant que patient, concerne la relation avec le personnel soignant et dans une certaine mesure le maintien de sa dignité. Dans mon cas, je suis totalement dépendant du personnel hospitalier pour les problèmes de toilette et surtout les besoins naturels. Chaque fois que j'ai un besoin il faut appeler de l'aide. Pour la grosse commission, ils doivent se mettre à deux pour me sortir du lit et me placer sur la chaise percée. Pour le lavage, il ne faut pas avoir honte d'exposer sa nudité et se laisser laver les parties intimes par un tiers. Pas de problème quand c'est une femme qui s'occupe de moi mais au début c'est plutôt gênant lors que j'ai affaire à un homme. Il n'y a pas d'autre choix dans cette situation de dépendance que de l'accepter. En fait on s'y habitue très vite et ça devient rapidement un faux problème.

Durant une période de 5 jours, au début de mon hospitalisation, je ne parviens pas à aller à la selle. Cela m'inquiète terriblement, j'attribue cela à la faiblesse de mes muscles "intestinaux" entraînant un dysfonctionnement du péristaltisme du tube digestif - progression du bol alimentaire du pharynx jusqu'au rectum - et je me demande si cette force reviendra un jour. C'est un véritable soulagement lorsque je réussis à produire une toute petite crotte. Et quel embarras toutes ces fois où j'appelle pour rien, où je n'arrive à rien produire après avoir mobilisé une armada d'assistance pour me porter sur la chaise percée. Mais heureusement que cette crainte de dysfonctionnement s'avère finalement infondée.

Et puis il y a cet aide-infirmier un peu bizarre, un petit bonhomme dans la quarantaine à l'accent proche-oriental ou de l'Est (je ne me souviens plus de sa nationalité), et qui commente une fois la dimension de mes petites crottes lorsqu'il vide le pot. Un jour, il assiste à mon transport au trône en me soutenant par les fesses et glisse "accidentellement" un doigt - je crois le majeur - dans mon anus au moment de me soulever. Je suis tellement surpris que je ne dis rien. Je ne saurai jamais s'il l'a fait exprès ou si c'est un accident. Je soupçonne fortement la première option, mais que faire ? Lui faire la remarque ? Appeler l'infirmier-chef et lui dire que le mec m'a "mis le doigt au cul" ? Depuis ce jour, je suis sur mes gardes lorsqu'il s'approche de moi, mais il n'y aura pas d'autre incident de ce genre. Dans tous les cas cet épisode illustre bien l'état de totale dépendance dans lequel je me trouve et la vulnérabilité inhérente à cette situation.

CONFIDENT

Au fil des semaines, je suis devenu le "confident" de Sandrine, la physiothérapeu-te. Elle a de sérieux problèmes conjugaux et m'en fait part au cours des séances quotidiennes. Sa relation avec son mari va mal. Ils sont en crise, sur le point de se séparer. J'entends de jour en jour les derniers développements. Elle m'en fait part lorsqu'elle vient me chercher dans ma chambre, me transborde dans ma chaise roulante, me balade à travers les couloirs et surtout durant mes exercices qui sont souvent répétitifs et requièrent peu d'instructions. Elle a un besoin de parler, d'éventer ses soucis, et je suis dans un sens un bon auditeur, écoutant et hochant de temps en temps de la tête. Peut-être l'auditeur idéal, ne pouvant m'échapper et contraint à écouter. Ce rôle de confident ne me gêne nullement, au contraire. Je ne peux guère promulguer de conseils, ne connaissant pas son mari et ne pouvant juger clairement de la situation. Et je ne pense pas que ce soit ce qu'elle cherche. Elle a surtout besoin de s'épancher, comme c'est souvent le cas dans ce genre de situation. Et pour moi, il y a une sorte de fierté d'avoir été choisi pour ce rôle de confident. Cela me permet de me sentir à nouveau normal, de me sortir de ma peau de patient, de retrouver dans un certain sens ma dignité.

Et la relation de Sandrine est une véritable saga. Un jour cela va mieux, ils sont sortis manger ensemble et ont discuté. Elle est alors pleine d'espoir. Le jour suivant c'est de nouveau la crise, encore plus grave. Vers la fin de mon séjour, c'est devenu catastrophique, ils ont décidé de se séparer. Cela semble être une décision définitive. Sandrine n'est pas triste. Au contraire elle a l'air plutôt soulagée. C'est juste avant Noël, elle va prendre congé pour les fêtes. Je ne la reverrai plus après cela, allant moi-même être sous peu transféré dans un centre de réadaptation. Je ne saurai par conséquent pas quel aura été le dénouement final : rupture vraiment définitive ou nouveau soubresaut de réconciliation.

Lors d'une de nos dernières séances, je vois Sandrine arriver en pleurs. Elle vient d'apprendre qu'un des patients dont elle s'était occupée et auquel elle était très attachée est malheureusement décédé. Elle est totalement effondrée.

La relation entre le physiothérapeute et le patient peut être relativement intense. On passe chaque jour trente minutes ou une heure ensemble. Avec le temps, il se crée une sorte de complicité, presqu'une intimité. On apprend à se connaître, on parle, on échange des idées. J'ai expérimenté ce sentiment non seulement avec Sandrine mais également avec d'autre thérapeutes durant mon processus de réadaptation.

LE THON

Il y a cet épisode au restaurant de l'hôpital où je mange en compagnie de mon père, mon frère et ma belle-sœur qui sont venus me voir. Je suis dans mon fauteuil roulant, assis à côté de mon père. Raymond et Marie-France se sont absentés de la table, occupés à se servir au self-service. Mon repas d'hôpital arrive entretemps : une assiette de thon. Mon père parle et je l'écoute tout en prenant une bouchée de poisson. Le morceau est probablement trop grand car il me reste coincé dans la gorge. J'essaie de l'avaler mais je n'y parviens pas et je commence à tousser. Mon père pendant ce temps continue à parler. Le morceau est toujours coincé et je panique, ne pouvant pas respirer. Je commence à étouffer en faisant de grands gestes et incapable d'émettre un son. Mon père continue à ne rien remarquer. Je gesticule de plus belle, essayant de faire des appels d'air sans y parvenir. Soudain, le médecin-chef accourt de nulle part et me donne de grandes tapes simultanément sur la poitrine et sur le dos et parvient ainsi à dégager le morceau. Intervention à point nommé, je me voyais déjà mort étouffé. Le médecin part comme il est venu, sans mot dire. Mon père remarque enfin que quelque chose d'anormal est en cours et je lui explique ce qui s'est passé. Tout cela durant l'absence de Raymond et Marie-France qui sont tout étonnés d'entendre l'histoire lorsqu'ils reviennent avec leurs plateaux pleins à bout de bras. Tout l'évènement s'est déroulé en moins de deux minutes.

Il s'avère que l'on m'a servi par inadvertance un repas sans gras destiné à un patient cardiaque. Je comprends maintenant pourquoi le thon était si sec, raison pour laquelle la bouchée trop grande ne passait pas. Comme quoi un accident est vite arrivé. Et quelle chance que le médecin soit dans le coin et sache exactement comment intervenir.

SOS INTERNATIONAL

Noël approche, cela fait quatre semaines que je suis hospitalisé. Le médecin-chef vient me voir : "Nous ne pouvons plus vous garder à l'hôpital. Vous n'êtes plus dans un état critique, le pire est passé. Il vous faut maintenant aller en réadaptation, dans un centre spécialisé".

J'exprime le désir de rester en Suisse pour la réadaptation, d'être si possible dans un endroit proche de mon père.

De son côté, mon assureur veut me rapatrier aux Pays-Bas, mon pays de résidence, ceci pour des raisons économiques : les coûts des soins et traitements sont notoirement plus élevés en Suisse qu'aux Pays-Bas.

Cette perspective me déplaît. Je désire rester en Suisse, mon pays d'origine, près de mon père âgé, dans un environnement familier. Wanda approuve ma demande : "Tu seras mieux traité ici qu'en Hollande". J'en fais part à Joâo, mon manager, qui transmet le message à notre management à Houston. Nick Greco, manager du groupe ExxonMobil Global Real Estate auquel j'appartiens, contacte alors le directeur de SOS International qu'il connaît personnellement. Il est finalement décidé que SOS International, l'assurance de notre compagnie, restera responsable pour mon cas jusqu'à nouvel avis et que je peux par conséquent continuer le traitement en Suisse.

Sandrine me recommande le centre Valmont, à Glion-sur-Montreux, à huit kilomètres de La Tour-de-Peilz, ville de mon enfance et où réside mon père. Je saute sur l'idée : cela me paraît comme un retour aux sources, idéal dans ces circonstances.

Valmont confirme la disponibilité. Le transfert aura lieu directement après Nouvel-An.

FÊTES DE FIN D'ANNÉE
A l'approche des fêtes, le chef de clinique m'informe que la Direction de l'établissement a décidé de prendre en charge le repas de Noël pour toute ma famille dans l'enceinte de l'hôpital et il me demande combien nous serons. Un geste surprenant qui me touche profondément.

.Nous sommes treize à table. Outre Emilio, Wanda, Raymond et Marie-France, il y a également ma nièce Sabine et son ami Afrim, mon neveu Eric, mon autre neveu Robin avec sa femme Mary et leur fille Cléo, ainsi que Concessa Denervaud, amie de la famille, avec sa sœur. Une assemblée quasiment biblique.

Et le repas est absolument délicieux, avec trois suites et du vin à volonté. On ne s'est pas moqué de nous. Un endroit à l'écart a été organisé dans un coin du restaurant et nous sommes tout à fait entre nous. Mon neveu Robin me félicite pour le choix de l'endroit pour le moins original.

Je suis personnellement heureux d'avoir ainsi la famille et les amis autour de moi. Je me sens presque redevenu normal. En tout cas jusqu'au moment où Wanda me demande d'ouvrir la petite bouteille d'eau de toilette qu'elle m'a offerte et que je n'y parviens pas, par manque de force dans les mains : dur retour à la réalité.

Wanda reste en Suisse et vient me voir le 31 décembre avec notre amie Gaby qui l'accompagne. Elles ont amené une bouteille de champagne. Elles me quittent vers 18 heures, me laissant avec le reste de la bouteille. A 21 heures je suis légèrement pompette. Les infirmières de service le remarquent mais n'en font pas un cas et je m'endors bien avant les douze coups de minuit. Une fin d'année surréaliste.

CHAPITRE TROIS

VALMONT

Le promeneur qui remonte la côte de Montreux s'arrête inévitablement devant la Clinique Valmont, aux trois quarts de la pente, saisi par la beauté de l'édifice et le mystère qui émane de sa masse élégante et silencieuse dans les arbres. C'est une bâtisse fin de siècle, du style des palaces composites qui font la gloire de la baie. Une longue bâtisse de trois étages à toit plat, au centre duquel surgit une sorte de kiosque, ou d'extravagant chalet. L'ensemble repose sur un rez-de-chaussée vitré, que termine une rotonde à colonnes garnie de vigne vierge et de lys.
 – Jacques Chessex – extrait du roman "La Trinité".

"Votre cas est grave, il faudra penser à changer d'habitation, prendre une maison avec moins d'escaliers". C'est le médecin de service qui me parle. Il s'exprime sur un ton doux, monotone et sévère à la fois. Un monsieur dans la cinquantaine, assez grand, maigre, cheveux noirs courts légèrement grisonnants avec raie sur le côté, petite moustache, lunettes, blouse blanche médicale non boutonnée, mains dans les poches de la blouse. Il ne s'est pas présenté lors de son entrée dans ma chambre, ou du moins je n'y ai pas fait attention. Il est accompagné d'un assistant qui ne dit rien et que je reconnais pour l'avoir rencontré deux jours auparavant, lors de mon admission dans cet établissement. Je suis couché dans mon lit, il est 10 heures. Je comprendrai plus tard que c'est la première des visites bi-hebdomadaires de routine du médecin-chef (la parade médicale comme l'écrit un collègue d'infortune néerlandais trouvé plus tard sur internet).

"Quel est cet oiseau de mauvais augure ?" me dis-je. "Et comment sait-il qu'il y a des escaliers dans ma maison ?". C'est vrai qu'il y en a beaucoup. Notre petite maison étroite dans le centre d'Amsterdam compte trois étages et il n'y a pas d'ascenseur. Je ne réponds pas à son commentaire. La visite est très courte. Il n'y a pas beaucoup à ausculter, mon cas est clair et le médecin est apparemment au courant du dossier.

Ces commentaires pessimistes ne m'impressionnent pas. Je suis tellement gonflé par les encouragements reçus à Genève et à Lagos que je n'y prête pas trop d'attention. Je suis convaincu que je vais vite me remettre et que je marcherai à nouveau comme avant.

LA CLINIQUE

Mon arrivée à Valmont deux jours auparavant n'est pas très joviale. C'est le premier jour ouvrable de l'année (mardi 2 janvier 2007), journée déprimante s'il en est, faisant suite aux festivités de Noël et Nouvel-An. Le retour à la routine quotidienne. Il fait gris et froid. L'accès se fait par la porte de service, à l'arrière, par une passerelle coincée entre le bâtiment imposant et la pente raide de la montagne, menant directement au deuxième étage. "Vous êtes en retard. Il est passé 11 heures et les nouvelles admissions se font toujours avant 10 heures au plus tard". Ce petit monsieur énervé en blouse blanche qui me parle est le médecin en charge de l'admission. Il ressemble un peu à Tim Robins avec sa tête carrée et sa bouche large, mais la comparaison s'arrête là. Il a un regard très sévère et le sens de l'humour est loin à chercher. Il parle sur un ton désagréable, pour ne pas dire antipathique. Son élocution rapide et son "manque" d'accent trahissent une origine française. "Un de ces petits nerveux frustrés" me dis-je à moi-même. C'est le même personnage qui accompagne le médecin-chef de la parade médicale. Franchement, qu'est-ce que j'y peux d'être en retard. Les ambulanciers sympas qui m'ont véhiculé depuis Genève sont déjà repartis. C'est auprès d'eux qu'il aurait dû se plaindre. Enfin, dans tous les cas on ne va pas me laisser seul dans le couloir dans mon fauteuil roulant et le processus d'admission suit son cours normal. Je ne le sais pas encore mais je vais passer près de 5 mois dans cet établissement.

La Clinique Valmont est très différente de l'hôpital de Genève : c'est un centre de réadaptation. Tout y est plus routinier, "planifié". On y pratique principalement la réadaptation neurologique et la réadaptation orthopédique.

Parmi les patients, il y a principalement des victimes d'attaques cérébrales (accidents vasculaires cérébraux ou AVC) avec conséquences neurologiques (paralysie partielle, perte de voix...), des "cardios" (accidents cardio-vasculaires ou attaques de cœur) et des victimes d'accidents graves avec des membres cassés et en voie de rééducation. La moyenne d'âge des patients est assez élevée, surtout dans la section neurologie où on m'a placé. Avec mes 57 ans, je suis un des plus jeunes. Mon cas est très rare. Je pense être l'unique cas de Guillain-Barré traité dans cette clinique, mais j'apprends bientôt qu'il y en a un autre, une dame, que je rencontrerai quelques semaines plus tard.

CHAMBRE AVEC VUE

Ma chambre est située au deuxième étage. Comme à Genève, j'ai ma chambre privée, grâce à la couverture SOS International de mon employeur. J'ai ma propre salle de bains et il y a également un balcon.

" Joli, il y a une vue merveilleuse depuis le balcon. Tu peux voir tout le lac Léman et les montagnes autour" me dit Wanda. "Une chambre avec vue". Cela semble idyllique, pratiquement une scène du film the Sound of Music. Un endroit de rêve pour la réadaptation.

C'est bon à entendre mais je n'en profite nullement, étant confiné dans mon lit, ne pouvant voir que le ciel à travers la fenêtre. Le seuil élevé ne facilite pas l'accès au balcon avec le fauteuil roulant. De plus, avec la fenêtre ouverte, j'entends un bruit de fond constant, semblant venir de loin. C'est le brouhaha du trafic autoroutier sur le viaduc de Chillon quelque 150 mètres en contrebas. Pollution sonore, comme Picadilly à l'heure de pointe, mais en sourdine. Rien de bien romantique. Heureusement, les fenêtres sont à double vitrage et comme c'est l'hiver et qu'il fait froid, elles sont la plupart du temps fermées.

Wanda va et vient entre la Hollande et la Suisse pour me rendre visite. Elle vient une fois avec l'avion et deux fois en voiture, accompagnée d'une amie (elle ne veut pas conduire seule les quelque 1000 km qui séparent Amsterdam de cette région de la Suisse). Elle loge dans notre petit chalet du Trétien dans les Alpes valaisannes, à 40 minutes de Valmont. Elle qui appréhende la conduite en montagne est maintenant bien obligée de le faire. Elle s'y habituera vite et cela lui permettra d'acquérir plus de confiance au volant. Ce sera là au moins un des aspects positifs de cette situation.

NOUVELLE ROUTINE

Je m'installe bientôt dans la routine de l'établissement. Mes journées consistent en des séances de physiothérapie et d'ergothérapie, deux à trois séances quotidiennes sauf le week-end. Chaque séance dure généralement trente minutes. Les locaux sont au sous-sol de l'établissement. Plus tard, j'ai droit également à l'hydrothérapie dans la piscine couverte située au même étage. Une grande baie vitrée donnant au sud y offre une belle vue sur les jardins. Les repas du midi et du soir sont servis dans la grande la salle à manger majestueuse au rez-de-chaussée.

On me déplace en fauteuil roulant pour aller aux exercices et aux repas. Je suis d'abord accompagné mais au bout de quelques jours je parviens à me débrouiller seul. J'ai retrouvé assez de force dans les bras pour mouvoir le fauteuil par moi-même en poussant sur les roues. Au début j'y vais tout doucement, me faisant dépasser par pratiquement tout le monde. Je me fais un honneur de dépasser au moins une des patientes AVC qui marche à grande peine à l'aide d'un bâton dans le long et large couloir qui mène à la salle à manger. Je suis bien frustré lorsque les patients orthopédistes aux jambes ou pieds cassés me dépassent en trombe avec leurs fauteuils roulants. Je fais de mon mieux à pousser à fond mais cela n'aide pas. Je suis trop lent. Il y a entre autres un jeune alpiniste dans la vingtaine qui s'est cassé les deux pieds à la suite d'une chute alors qu'il varappait le long d'une falaise. Il fait au moins du trente à l'heure sur son fauteuil. Il fonce, on aurait dit une formule 1. Ça doit le défouler. Il y en a un autre, Fernand, dans la quarantaine, qui lui s'est cassé les deux jambes lors d'une chute à cheval. Il ne va pas aussi vite que l'alpiniste mais assez rapidement quand même. Une des jambes est à l'horizontale, dépassant à l'avant du fauteuil. J'ai toujours peur qu'il ne rentre en collision avec un mur, une porte ou quelqu'un, histoire de se casser à nouveau la jambe. Mais il est habile et se débrouille bien. Nous nous lierons bientôt d'amitié.

Au début, je ne parviens pas à m'installer moi-même dans le fauteuil roulant et ai besoin d'assistance. Au bout de trois ou quatre semaines, j'y arrive en me mettant en position assise au bord du lit et en me glissant sur le fauteuil à l'aide d'une planchette en plastique rigide que le physio m'a procurée. L'opération est difficile et me coûte beaucoup de temps et d'efforts. Je n'ai pas assez de force dans les bras pour me soulever et ne peux que me faire glisser, centimètre après centimètre. Les premières fois, j'arrive finalement à m'installer dans le fauteuil, mais la planchette reste coincée sous mes fesses et je n'ai presque pas la force

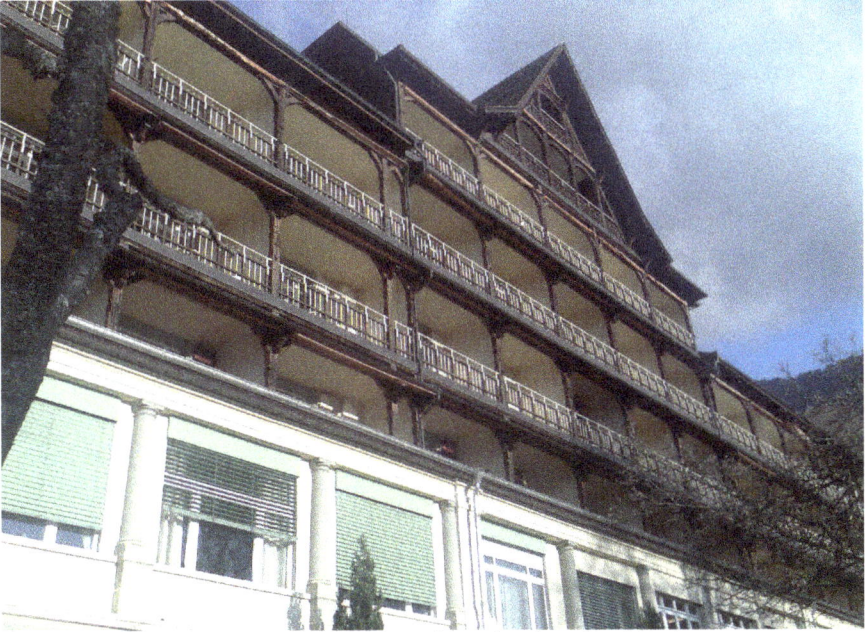

La clinique Valmont, photographiée depuis mon fauteuil roulant, dans le jardin

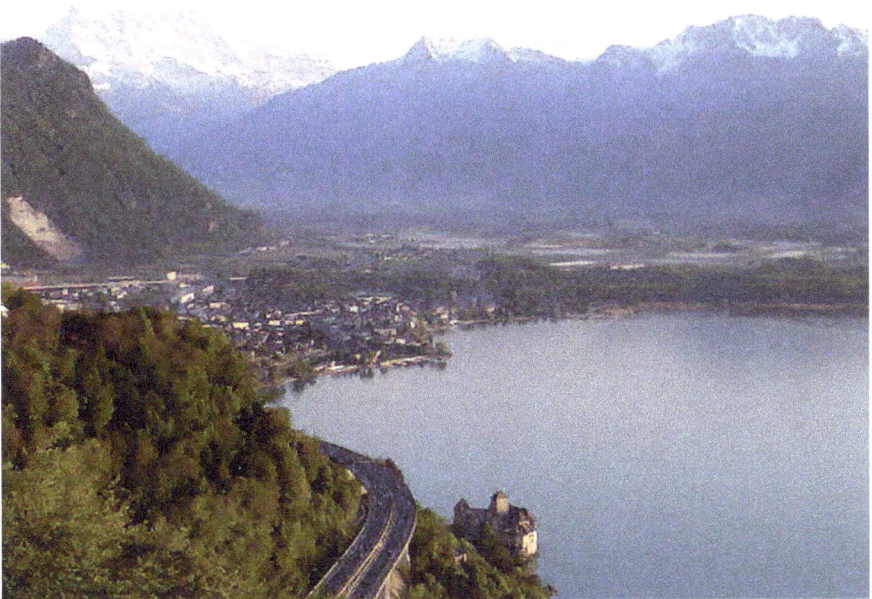

La vue depuis mon balcon. Vue que je n'apprécie vraiment qu'à la fin de mon séjour à Valmont

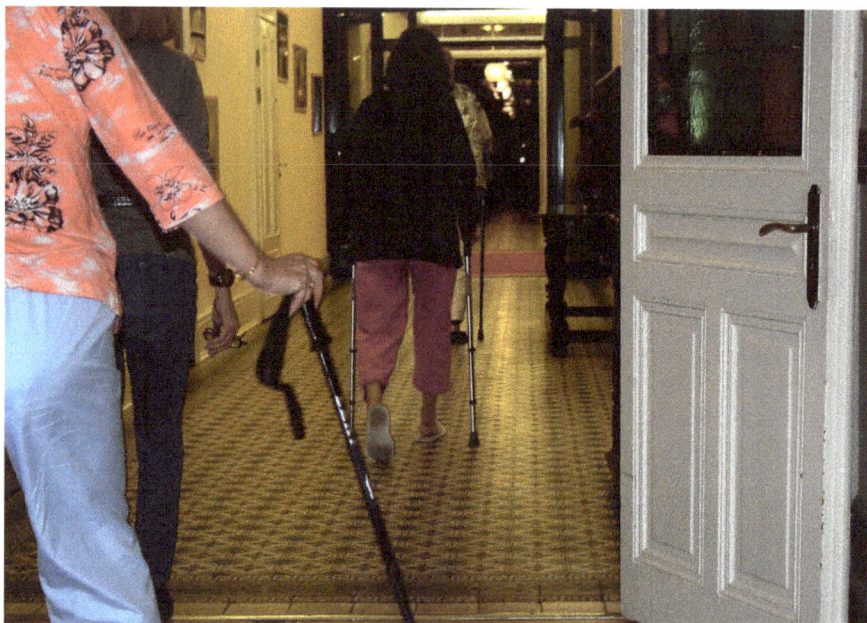

En route pour le repas de midi © Fernand

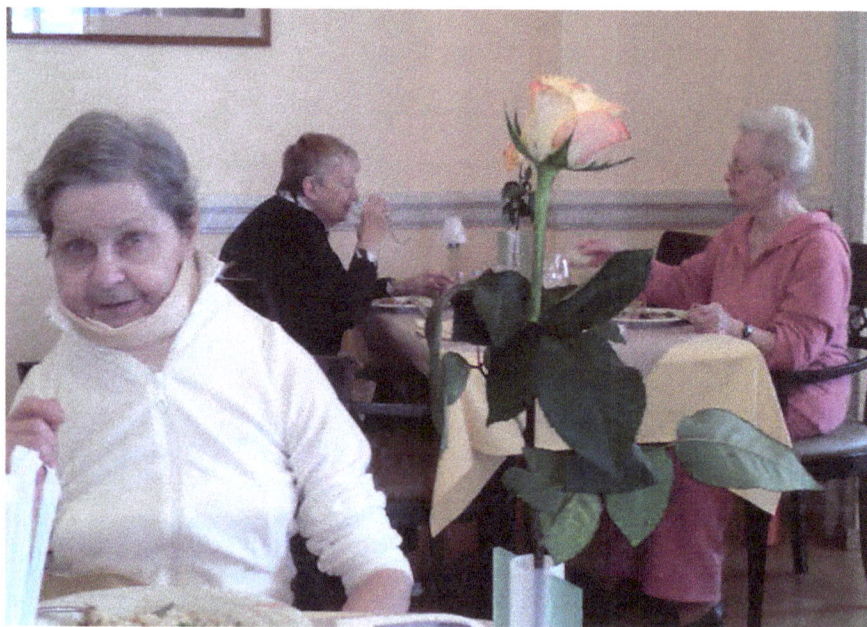

Ma compagne de table

de la retirer. C'est néanmoins une bien grande satisfaction d'y être parvenu. J'ai retrouvé un petit bout d'autonomie.

Le petit déjeuner est servi au lit tous les matins à 7 heures. C'est mon réveil-matin. Il arrive sur un plateau posé devant moi, sur mon lit. Quel luxe ! Thé, toast, beurre, confiture et yogourt. Petit déjeuner suisse. Le service est très rapide, je n'ai pas le temps de m'exprimer, étant encore à moitié endormi. Les premières semaines, mes mains sont encore trop faibles et je ne parviens pas à dévisser le couvercle du petit pot de confiture, si bien que je dois chaque fois appeler l'aide-infirmière pour qu'elle me donne un coup de main. Là aussi dur retour à la réalité. Plus tard cela va mieux.

Ensuite, entre 8 heures et 9 heures, il y a la toilette. Je suis pour cela tout à fait dépendant de l'aide-infirmier ou infirmière qui me déplace vers la salle de bains, m'installe sur une chaise et me fait ma toilette. Je suis déjà habitué à cela depuis l'hôpital de Genève et n'ai pas de honte d'être ainsi exposé et dépendant. Je suis toujours traité avec beaucoup d'égards et ma dignité est préservée. Tous ces gens sont de vrais professionnels.

La plupart du temps c'est Christophe, un jeune Français qui s'occupe de moi. Nous nous lions d'amitié. Un jour il amène son PC et je peux décharger sur mon ordinateur des centaines de morceaux de musique. Il y a entre autres l'intégrale de Barbara, de Brassens, de Brel, Renaud, Zebda, Noir Désir, Muse (il est fan de Muse) et bien d'autres. A ce jour, je n'ai pas encore tout écouté. Muse et Noir Désir, des inconnus pour moi, n'ont pas réussi à me convaincre.

Nous devons bien rire le jour où il me soulève du lit pour m'amener à la salle de bains et où je reste debout accroché à ses bras et où il ne parvient plus à bouger, la chaise roulante étant trop loin. Situation loufoque où nous sommes agrippés l'un à l'autre, ce qui provoque un fou rire général. On aurait dit deux amoureux.

C'était aussi parfois Amina [2], une jeune maghrébine qui me fait la toilette, sympa, douce toujours souriante, cheveux noirs frisés, beau visage rond, fin et basané. Elle me lave les cheveux tout en massant délicieusement ma tête. J'adore ça. Elle ne s'occupe malheureusement pas souvent de moi.

Un beau matin, Christophe et Amina entrent tous deux dans ma chambre en riant, se plantent au pied de mon lit, tout souriants, et me demandent lequel des deux je préfère pour la toilette matinale. Brièvement interloqué, je n'hésite pas longtemps et affirme ma préférence pour Amina, "parce qu'elle sait bien me masser les cheveux". Christophe a l'air dépité, pense-t-il vraiment que j'aurais pu le choisir ? Comment peut-il imaginer ça ? Le problème pour lui est que l'alternative est une patiente particulièrement pénible dans la chambre d'à côté. Il se retire donc sans rien dire. C'est là que je réalise que je suis relativement populaire auprès des employés.

A midi, il y a donc le déjeuner dans la grande salle à manger du rez-de-chaussée. J'ai une place à une table à la fenêtre, côté lac, surplombant le jardin. Place privilégiée pour patients privés.

Le jardin est bordé d'arbres hauts et de buissons bouchant la vue. Je ne peux donc toujours pas voir le lac et les montagnes l'entourant. J'aurais bien voulu voir le Grammont, juste en face, de l'autre côté du lac, qui fait frontière avec la Haute-Savoie (France), montagne que j'ai escaladée à deux reprises dans ma jeunesse. Cette montagne permet de prédire le temps. Si elle paraît éloignée c'est un signe de beau temps, si elle est proche c'est au contraire un signe de mauvais temps. J'ai appris cela aux scouts.

Les repas sont par ailleurs excellents. On sert même du vin, en général du vin de la région. Cela me rappelle que nous sommes dans une région vinicole.

Je suis bien de retour au pays, quoique dans une situation plutôt particulière, après plus de trente ans : j'ai quitté la Suisse pour les Pays-Bas en 1975. Vevey, ma ville natale, est à environ 10 kilomètres de Valmont. La Tour-de-Peilz, la ville de résidence de mon père et où j'ai passé toute mon enfance, est encore plus proche. Jamais je n'aurais pu imaginer un tel développement dans ma vie. Abstraction faite de mon état, le fait d'être à nouveau si près de mon père Emilio est quelque chose d'extraordinaire. En février nous fêterons ses 99 ans.

VISITES

Ma proche famille, mon frère Raymond, ma belle-sœur Marie-France et mon neveu Eric viennent de Lausanne me rendre visite régulièrement, le dimanche, et prennent Emilio en passant. Bien d'autres amis viennent aussi me voir ou me revoir. Mes amis de jeunesse Jean-François et Yves, qui sont déjà venus à Genève, Yaneth, la jeune péruvienne qui s'occupait de mon père et qui vit à Montreux, Danièle et Pierre-André du Trétien en Valais, visite particulièrement appréciée. Serge Wintsch, un vieil ami de mon frère : un fou du jazz, c'est lui qui organise le festival Jazz Onze Plus à Lausanne [3], un petit festival très recommandé aux vrais amateurs de jazz. Il m'amène une pile de CD, entre autres l'intégrale de Roland Kirk. Fait exceptionnel à mentionner si l'on sait qu'il ne prête normalement pas ses disques. Ma jeune nièce Sabine vient le soir de la Saint Valentin, je l'ai invitée à dîner. Une table spéciale a été dressée pour nous dans un coin du grand restaurant, côté sud. Je suis fier comme un coq de l'avoir avec moi, surtout un jour pareil, et dis à tout le monde "c'est ma nièce". Je ne sais pas trop ce que je m'imagine. A ma surprise, mon vieux copain d'études Nabil vient me voir avec sa femme Christina. C'est sa deuxième visite, après Genève. Comme déjà là-bas j'apprécie tout particulièrement, sachant comme il déteste ce genre d'endroits. C'est un dimanche de janvier froid mais ensoleillé, il me promène dans le jardin sur ma chaise roulante.

Et puis il y a Nora, venue spécialement depuis Paris avec le TGV pour une journée. Elle est notre architecte pour le projet du Tchad. C'est elle qui m'a remplacé en tant que chef de projet. La construction est terminée et elle est venue passer en revue avec moi la clôture financière du projet. Visite professionnelle mais également amicale. J'observe son expression de surprise quand elle remarque le tremblement de mes mains lorsque j'écris. Elle ne dit rien mais je l'entends penser. Pour moi c'était un plaisir de la revoir, enthousiaste et optimiste comme toujours. Et puis elle n'avait pas oublié d'amener l'ardoise scolaire en bois qui m'avait été offerte par un artiste tchadien.

Mon état s'améliore lentement mais ce doit tout de même être difficile pour tous ces visiteurs de cacher leur inquiétude à mon sujet. Je m'efforce de les rassurer en adoptant une attitude positive, ce qui ne doit pas manquer de les étonner. Mon optimisme n'est toutefois pas délibéré mais bien sincère. Je suis convaincu de ma guérison à terme. Et cela a pour effet d'éviter trop de pitié. Je déteste la pitié.

BOGOUSSLAVSKY

Lors de sa première visite, ma belle-sœur me demande si j'ai vu le fameux Dr Julien Bogousslavsky, le neurologue. Je ne sais pas de qui il s'agit. Elle m'explique qu'il avait été à la tête du département neurologie à l'hôpital du CHUV à Lausanne et qu'il avait dû quitter son poste l'année passée à la suite d'un scandale. D'après elle, il doit maintenant être à Valmont.

Je me renseigne et je comprends que non seulement ce neurologue est effectivement à Valmont mais que, en plus, c'est bien lui qui s'occupe de moi. C'est lui qui m'a dit que mon cas est grave et qu'il me conseille de songer à changer de logement, d'avoir moins d'escaliers à monter.

Je suis surpris d'apprendre qu'il est un neurologue de renommée internationale. On ne le penserait pas en le voyant, plutôt timide et renfrogné. Son histoire est absolument rocambolesque. Il a été l'auteur d'une escroquerie bien particulière. A la tête du département de neurologie à l'hôpital du CHUV il est parvenu à détourner au fil des ans une coquette somme de plus de 5 millions de francs suisses. Selon la presse, on parle d'escroquerie sophistiquée exigeant une intelligence extrême, hors de l'ordinaire. La supercherie n'est découverte que par pur hasard par un des subalternes de l'hôpital. Il est bien évidemment immédiatement démis de ses fonctions et emprisonné.

Il déclare que la somme détournée lui a permis d'assouvir sa grande passion qui est la collection de livres d'art de grande valeur. Il reconnaît sa faute et s'en excuse. Il parvient à vendre sa collection à bon prix en la mettant aux enchères et le gain lui permet de rembourser l'intégralité de la somme détournée. Il est libéré au bout de 8 semaines sous caution.

En instance de procès, il est engagé par la clinique Valmont à l'été 2006, quelques mois avant mon admission. La réputation professionnelle du professeur Bogousslavsky est de valeur inestimable pour la clinique. Celle-ci compte miser sur cette notoriété pour attirer une clientèle privée aisée, notamment des Russes. Questionnée par la presse, la direction de l'établissement a bien spécifié que le neurologue n'avait aucune responsabilité concernant l'administration et la comptabilité de l'établissement.

Avoir affaire à un tel personnage aiguise fortement ma curiosité. Le côté "criminel" est, d'une certaine façon, fascinant. L'intelligence du personnage et la façon subtile dont il est parvenu à détourner une somme si importante, qu'il ait commis ce forfait pour une cause "noble", l'amour de l'art, qu'il ait tout remboursé, tout cela force dans mon esprit une sorte de respect, d'admiration.

Mais surtout, le fait d'être sous la supervision d'une telle éminence professionnelle me conforte et dans un sens m'honore. Je ne pourrais être mieux pris en charge d'un point de vue médical.

Sa prédiction négative concernant mon cas lors de mon admission ne m'affecte toujours pas. Au contraire cela me stimule. Je veux maintenant me faire l'honneur de lui prouver qu'il se trompe sur moi, que je vais totalement me rétablir.

Tous ces facteurs réunis me mettent en confiance et depuis ce jour-là mon attitude vis à vis de ce personnage sérieux et renfrogné change. Il doit le remarquer car par la suite notre relation devient de plus en plus cordiale et amicale. J'arrive même parfois à lui arracher un sourire.

Le procès du Dr Julien Bogousslavsky a lieu en 2010. Il est finalement condamné à deux ans de prison avec sursis, ainsi qu'à une amende de 180'000 francs. L'Etat lui infligera deux ans plus tard une amende supplémentaire de 100'000 francs. Le fait qu'il ait remboursé intégralement la somme détournée (5,3 millions de francs) ainsi que d'autres facteurs (aucun antécédent criminel, bonne réputation professionnelle) ont certainement aidé à plaider en sa faveur et permis d'éviter la prison ferme.

Pour l'anecdote, il s'avère que Serge Bogousslavsky, le père de Julien, était lui aussi un mordu de l'art avec un penchant criminel. Il défraya la chronique à Paris en 1939 pour avoir volé en plein jour au musée du Louvre L'Indifférent, une célèbre toile du peintre Antoine Watteau. Il le restituera deux mois plus tard en expliquant qu'il était amoureux de cette œuvre et qu'il avait voulu refaire le vernis et l'encadrement qu'il jugeait déplorables. Il sera condamné à 4 ans de prison. La criminalité liée à l'amour de l'art est selon toute apparence une affaire de famille.[4]

ERGOTHÉRAPIE
L'équipe des ergothérapeutes est particulièrement sympa. Elles sont quatre, toutes des femmes. Deux d'entre elles sont Françaises : Catherine et Maude. Catherine est mon ergo attitrée. Dans la trentaine, mariée, elle vit dans la région. Anne est de Thonon-les-Bains, près d'Evian et pendule quotidiennement en voiture, parcourant 60 kilomètres, passant la frontière à St Gingolph, au pied du mont Grammont. Elle se plaint de la force de l'euro vis à vis du franc suisse qui à l'époque avoisine 1,5 francs pour 1 euro. Elle doit être contente maintenant que la parité est pratiquement à 1=1 (2017).

Catherine me fait pratiquer des tests de dextérité pour les mains et les bras, tels que triage de petite ferraille, pousser des blocs sur une planchette en étirant les bras, empiler des petits cubes, toujours plus haut, m'obligeant à soulever les bras, faire passer des objets d'une main à l'autre derrière la nuque et plus tard derrière le dos. Plus tard, exercice de la position debout, maintenu par une sangle à un verticalisateur, une structure en acier chapeautée d'une tablette permettant de reposer les bras. L'appareil est dans le couloir, face aux patients qui vont et viennent. Je me compare à un pasteur se préparant pour le sermon. Pour passer le temps dans cette posture, je fais des puzzles. Le programme ergo est mine de rien bien élaboré. A chaque séance, il y a un nouveau challenge : plus loin, plus haut, plus long. Tous les progrès sont minutieusement notés.

Les ergothérapeutes forment une équipe très soudée, Catherine et Maude sont très complices, sans doute du fait de leur nationalité. Elles sont toujours de bonne humeur, papotant allègrement, blaguant souvent, racontant parfois leur vie. Cela crée une atmosphère de nonchalance très agréable et affectueuse. Tout cela en agissant de façon très professionnelle, observant les mouvements des patients et les corrigeant si nécessaire, prodiguant des encouragements et des félicitations selon le cas. Avec toujours beaucoup de respect pour la dignité des patients (qu'elles pourraient aisément traiter comme des enfants).

Elles sont parfois diablesses, posant des questions plus intimes, testant la réaction du patient. Je me souviens de la question posée à ce patient AVC d'un certain âge, paralysé et installé dans son véhicule électrique "Avez-vous déjà trompé votre femme ?" et de sa réponse "Franchement, en ce moment je n'ai pas beaucoup de libido, cette question ne m'intéresse pas". Je pourrais donner la même réponse. Je ris beaucoup lorsqu'elles s'offrent une soirée chippendales à Montreux pour célébrer l'anniversaire d'une d'entre elles.

Lors d'un congé, Catherine se rend à Amsterdam. Je lui donne mon adresse et lui propose de si possible passer voir ma maison et de l'évaluer d'un point de vue ergonomique. Elle le fait. Elle ne la voit malheureusement que de l'extérieur, ne trouvant personne pour ouvrir. Son verdict est que la chaise roulante ne pourra pas passer la porte d'entrée. Et vu la hauteur de la maison avec ses quatre niveaux, elle comprend bien qu'il y a beaucoup d'escaliers. Son commentaire s'arrête là, ce qui en quelque sorte veut tout dire. Ce n'est pas encourageant. Elle semble s'aligner sur la pensée de Bogousslavsky : "Il faudra songer à changer de maison". C'est pour moi comme un coup de fouet, une raison de plus de me battre et de faire des progrès à tout prix. Je suis résolu à marcher à nouveau.

PHYSIOTHÉRAPIE

La physiothérapie est beaucoup plus sobre. Grégoire, mon physiothérapeute attitré, est suisse, de la région. Dans la trentaine, grand, maigre, lunettes, cheveux courts châtains clairs, toujours sérieux, dévoué à sa tâche, très concentré. Avec lui pas de sentiments, pas de confidences. Tout est 100% physio. Il me prend en charge vers la mi-janvier et me suit jusqu'à la fin de mon séjour à Valmont. A chaque séance, il ne cesse de me pousser au-delà de mes limites. Il s'attaque surtout à mes jambes, qui sont la partie de mon corps la plus affectée par ce maudit syndrome, en me faisant faire des exercices de renforcement sur les appareils du fitness : pédaler, flexion et pression des jambes. Le problème pour lui est surtout d'arriver à me positionner sur les appareils. Il doit me soulever, me porter, vu la faiblesse de ma condition. Bien vite, il essaie de me faire marcher sur un tapis roulant, me maintenant debout suspendu par un harnais. Il m'amène régulièrement à la piscine faire du stretching et des mouvements de jambes : l'hydrothérapie. Là aussi, ma "mise à l'eau" est physiquement difficile pour le physio, impliquant le transfert d'un corps pratiquement inerte de quelques 70 kilos du fauteuil roulant à une planchette suspendue actionnée par un treuil, comme à Genève.

Avant Grégoire, les quinze premiers jours, c'est Solange [2], physiothérapeute française d'origine antillaise qui s'occupe de moi. Elle a communiqué avec Sandrine, la physio de Genève, pour s'enquérir avec plus de précisions de mon état. C'est elle qui essaie de m'apprendre comment passer du lit au fauteuil roulant. Elle me fait aussi faire des exercices en chambre, pour le renforcement du dos. Simple exercice, couché sur le dos et essayant de soulever le ventre en faisant le pont, s'appuyant sur les pieds et les épaules. Exercice que je dois ensuite répéter pour moi-même, dans les moments libres. Solange est sympathique mais elle ne me paraît pas très motivée. Elle parle beaucoup d'elle-même, m'annonce qu'elle va bientôt se marier. Elle me fait partager sa passion pour les films animés du japonais Hayao Miyazaki qu'elle me fait découvrir. Un monde que je ne connais pas. Je visionne sur mon ordinateur portable "Princesse Mononoke" (1997) que je parviens à télécharger grâce aux instructions de son futur mari communiquées par email. Réalisation techniquement superbe mais qui ne m'accroche pas vraiment. C'est peut-être dû à mon manque de capacité de concentration. Je décroche avant la fin. Mais je suis flatté par le fait que quelqu'un ne me connaissant pas se soit donné la peine de m'envoyer un email d'explications. Je ne sais pas si je l'aurais fait moi-même. Quinze jours plus tard, Solange n'est plus là. J'apprends qu'elle a donné son congé. Cela explique le manque de motivation professionnelle que j'ai perçu dans son attitude. Elle avait de toute évidence déjà pris sa décision, sans nous en faire part, et était impatiente de partir.

TRAVAIL

Un beau jour, Jan Kerremans, un collègue de travail de Bruxelles, un Flamand, m'appelle. Il va reprendre la supervision du projet de Douala, au Cameroun, et me demande de lui faire un "briefing" du projet par téléphone. Je lui demande de me contacter tôt le matin, entre 7 h 30 et 8 heures. A ce moment, j'ai la tête fraîche et c'est avant le début des activités quotidiennes. Ainsi, nous avons une série de conversations en début de matinée, étalées sur une période de deux ou trois semaines. C'est parfois suivi par quelques emails que j'envoie dans le courant de la matinée. Le fait de devoir parler du travail me rend un peu nerveux. Ce n'est pas seulement pour des raisons pratiques que je préfère avoir ces conversations en début de matinée : j'ai le sentiment d'être ensuite libéré pour le reste de la journée. Rien qu'à l'idée de devoir parler travail dans l'après-midi ou même pire en début de soirée, devoir attendre un coup de téléphone professionnel, tout cela m'est insupportable, me dérange, me pèse sur l'esprit. En un mot : cela me stresse. La montagne de questions, les responsabilités et les problèmes associés, même mineurs, tout cela refait surface et agit sur mes nerfs. J'ai envie de tout oublier. Il n'y a pour moi pas de doute que ma maladie est dans une certaine mesure associée au démon du stress.

PREMIÈRES SORTIES

Grégoire, le physiothérapeute, m'a bien pris en main et je sens bientôt les progrès, surtout dans les bras. Je me déplace plus rapidement en fauteuil roulant.

Le 8 février, je fais ma première sortie en famille, à l'occasion de l'anniversaire de mon père qui fête ses 99 ans. Catherine, l'ergothérapeute, m'a auparavant fait exercer le passage du fauteuil roulant à l'automobile. Toute l'astuce consiste à se mettre debout, le dos tourné au véhicule, de s'assoir sur le siège de côté, les jambes à l'extérieur du véhicule, pour ensuite pivoter lentement de nonante degrés tout en rentrant les jambes afin de se mettre en bonne position. Ne pouvant me lever seul, il me faut une assistance pour effectuer l'exercice.

Mon frère Raymond s'occupe du transport. Nous nous rendons à Montreux, au Palais Oriental, un restaurant libanais, au bord du lac. Raymond a inspecté les lieux à l'avance pour s'assurer que l'accès en chaise roulante soit possible. Nous sommes onze. Outre la famille (Emilio, Raymond, Marie-France, Eric, Sabine, Afrim, Wanda et moi), il y a Yaneth, la dame de compagnie de mon père, et son mari Fred, ainsi qu'Ivonka une amie d'Amsterdam qui est venue avec Wanda. Ma première sortie en voiture est une réussite et d'autres suivront les week-end suivants.

Le 10 mars, nous célébrons l'anniversaire de ma belle-sœur Marie-France à Pully, près de Lausanne. Mon frère me suggère de passer la nuit chez eux, ce qui est plus sympa et également plus simple d'un point de vue logistique. Ça tombe sur un week-end et l'équipe de Valmont approuve. Ce sera ma première nuit hors de la clinique. Un pas libérateur supplémentaire. Ma nièce Sabine et son compagnon de l'époque Afrim viennent me chercher en voiture. Afrim, un solide Kosovar, me porte à bout de bras par les escaliers jusqu'au premier étage de l'immeuble de mon frère. Je pèse à l'époque tout de même dans les 70 kilos, il faut donc le faire pour me porter comme ça. Cela va juste, je sens Afrim à bout de forces lorsqu'il me dépose sur le canapé du salon, je glisse de ses bras et tombe presque au sol.

Sur les conseils de Marianne, l'ergothérapeute, mon frère a pris toutes les mesures de l'appartement, en particulier le passage des portes et l'accès à la salle de bains, pour s'assurer de la fonctionnalité du fauteuil roulant. Il a dessiné un plan très détaillé, digne de l'architecte qu'il est.

La soirée est fort sympathique. Marie-France nous a préparé le couscous traditionnel, une de ses spécialités. Toute la famille est réunie. Mon père est là. Mon neveu Eric est là. Mon second neveu Robin, sa femme Mary et leur fille Cléo, alors âgée de 5 ans sont venus de Zürich. La petite Cléo est très impressionnée de me voir dans un fauteuil roulant. Elle ne cesse de m'observer avec des yeux tout ronds, son regard semble hésiter entre crainte et curiosité. Elle n'ose pas m'adresser la parole, toute timide. Wanda n'est pas là, elle est retournée à Amsterdam pour cause de vernissage dans sa galerie.

Je loge dans la chambre d'amis et là survient un incident. Au milieu de la nuit j'ai un besoin d'uriner. Je m'assieds au bord du lit et tente d'atteindre le vase à cet usage qui est posé sur une petite table à proximité. Lors de la manœuvre, je glisse du lit et me retrouve par terre. Je parviens à assouvir mon besoin, mais ensuite impossible de remonter sur le lit. Je n'ai pas assez de force, ni dans les jambes, ni dans les bras. Il est 5 heures du matin et je ne veux pas réveiller quelqu'un et demander de l'aide à cette heure intempestive. Je reste là, par terre à attendre. J'essaie de dormir à même le sol en me couvrant de l'édredon que j'ai tiré à moi mais ce n'est vraiment pas confortable et je ne parviens pas à dormir. Vers 7 heures, je me décide à prendre mon portable qui est à portée de main sur la table de nuit et appelle ma belle-sœur qui dort dans la chambre à côté. Elle arrive bien vite avec mon frère et ils me remontent sur le lit en disant "Mais pourquoi n'as-tu pas appelé plus tôt ?". "Je ne voulais pas vous déranger au milieu de la nuit". La situation est vraiment comique : appeler quelqu'un qui est dans la chambre à côté avec son portable pour demander de l'aide parce qu'on est tombé de son lit ! Comique pour moi, mais probablement inquiétant pour les autres. Je suis toujours persuadé que je vais bientôt être totalement rétabli et que ces inconvénients ne sont que temporaires. Mes progrès quotidiens confortent cette conviction.

Il y aura plusieurs autres sorties les semaines qui suivent. Mon ami Jean-François m'amène un samedi à la montagne, au Trétien. C'est bizarre d'être comme cela au chalet, sur une chaise roulante. C'est là que je remarque que le sol du salon n'est pas plat : je roule de moi-même depuis la fenêtre en direction de la cuisine. Quelques voisins viennent me voir. Je sens la gêne, personne ne sait quoi dire. Je fais de mon mieux pour agir "normal", d'expliquer que je fais bien des progrès et que bientôt j'irai mieux.

Une autre fois, Jean-François m'amène à Vevey pour manger avec des amis au restaurant La Valsainte, situé tout près du collège où nous avions passé quatre ans de notre jeunesse. J'apprécie les égards et les attentions lors des manœuvres avec la chaise roulante, les gens se levant, bougeant les chaises pour faciliter le passage. Mais j'apprécie encore plus le manque d'attention particulière une fois installé à table pour le repas. Le fait d'être traité d'égal à égal me permet d'oublier ma situation particulière, de me sentir "normal".

Le 14 avril, il y a le mariage de Sabine et Afrim, dans les hauts de Lausanne. Toute la communauté kosovare du coin est là, les femmes assises ensemble d'un côté, les hommes de l'autre. Nous avons droit à la tête de mouton. Soirée festive et colorée, nous sommes dans les Balkans, pas en Suisse. A cette période je commence à marcher timidement, en m'accrochant au mobilier. Je réussis à m'assoir sur une chaise de bar. La petite Cléo est là et elle m'observe de nouveau avec ses yeux ronds, étonnée de me voir me déplacer hors du fauteuil roulant.

A partir de là et jusqu'à la fin de mon séjour à Valmont, je passe pratiquement chaque week-end chez mon père à La Tour-de-Peilz, dans son appartement où il vit seul. Mon déplacement est pris en charge soit par une infirmière qui habite à Vevey, soit par une connaissance de mon père. C'est une situation win-win pour mon père et pour moi : cela lui fait de la compagnie et je suis près de lui, dans une situation proche de la vie "normale".

Mon père me dit souvent "Toi tu montes, moi je descends". Incroyable comme il a toute sa tête à passé 99 ans.

CHRISTIANE WILKE
Vers fin janvier je fais connaissance de Christiane Wilke, collègue patiente également atteinte d'un Guillain-Barré. Elle est de 8 ans mon aînée et vient de Leysin, dans les Préalpes vaudoises. Elle a été atteinte du mal un mois avant moi, en octobre 2006. Dans son cas, cela a duré un ou deux jours avant que l'on ne diagnostique le syndrome de Guillain-Barré, durant son hospitalisation à l'hôpital de Monthey. Chez elle les symptômes sont différents des miens. Elle est surtout atteinte aux mains et aux pieds. La paralysie des mains a dû être très éprouvante. Au début, elle était dans l'impossibilité de tenir un stylo, voire un couteau et une fourchette. Durant trois mois, elle n'a pu se nourrir elle-même, devant être assistée.

Nous nous lions d'amitié, échangeons nos expériences. Il s'établit une sorte de compétition entre nous, toute amicale, pour savoir qui se rétablira le plus vite, stimulée par les ergothérapeutes. Nous nous encourageons mutuellement.

Nous commençons à marcher pratiquement au même moment. Ses pieds étant très faibles, elle doit s'aider de béquilles.

C'est également là que je réalise que les Nigérians ont fait un très bon boulot en diagnostiquant immédiatement ce que j'avais et en prenant toutes les bonnes décisions pour mon évacuation, surtout sachant que le Guillain-Barré n'est pas une maladie courante en Afrique.

Christiane relate ainsi les premiers jours de sa maladie : "Je me suis réveillée le 2 octobre 2006 en ne pouvant plus dresser mes genoux. Après appel au médecin il m'a conseillé d'aller à l'hôpital. Le médecin est arrivé à 16 heures et m'a hospitalisée. Un neurologue devait venir me consulter et comme à Monthey il n'y en avait pas celui de Martigny est arrivé à 19 :30 heures et a diagnostiqué la maladie. Ensuite on devait me faire une ponction lombaire : deux personnes n'y sont pas arrivées. Le lendemain une troisième infirmière est arrivée et voulait leur montrer comment on fait une ponction. Eh bien elle n'a pas réussi non plus. Un anesthésiste a enfin réussi après plusieurs essais et a reconnu que ce n'était pas facile ma colonne étant en zig-zag ! Cela reporte à deux jours pour commencer le traitement qui devait encore être commandé."

Je remarque que Christiane n'apprécie pas trop le neurologue en chef. Elle lui reproche entre autres son manque de psychologie. A son admission, d'emblée il lui annonce qu'elle ne retrouvera pas l'usage de ses mains. C'est de la même veine que lorsqu'il me dit que mon cas est grave et me recommande de prendre une maison sans escaliers. C'est apparemment sa politique d'annoncer le pire avec probablement l'idée que par la suite tout progrès sera ressenti comme positif. Mais dans certains cas une telle approche sans fioriture peut profondément perturber une personne affaiblie, on espérerait un peu plus de diplomatie. D'autres accrochages suivent, comme la suppression subite de la morphine, sans crier gare, après trois mois. Décision probablement juste mais brutale, affectant à nouveau la sensibilité de la patiente qui n'a pas eu le temps de se préparer mentalement au changement.

Et puis il y a cet incident choquant : Christiane se plaint de douleurs de poitrine pesistantes, à un point qu'un jour elle perd connaissance après la physiothérapie. Le médecin met cela d'abord sur le compte d'une crise d'angoisse. Il s'avère finalement qu'elle a fait deux embolies pulmonaires.

Lorsque je fais connaissance avec Christiane, trois mois après son hospitalisation, le pire est passé. Elle a retrouvé une part d'autonomie et parvient à se nourrir elle-même au restaurant. Elle a donc bien retrouvé partiellement l'usage de ses mains.

MICROCOSME

Dans le même temps, je me suis lié d'amitié avec Fernand, le cavalier aux deux jambes cassées. A la salle à manger, il me convie à le rejoindre à sa table située dans le fond, en retrait des fenêtres, et qu'il partage avec deux autres patients. "Viens donc manger avec nous, il y a une place de libre, c'est plus sympa que là

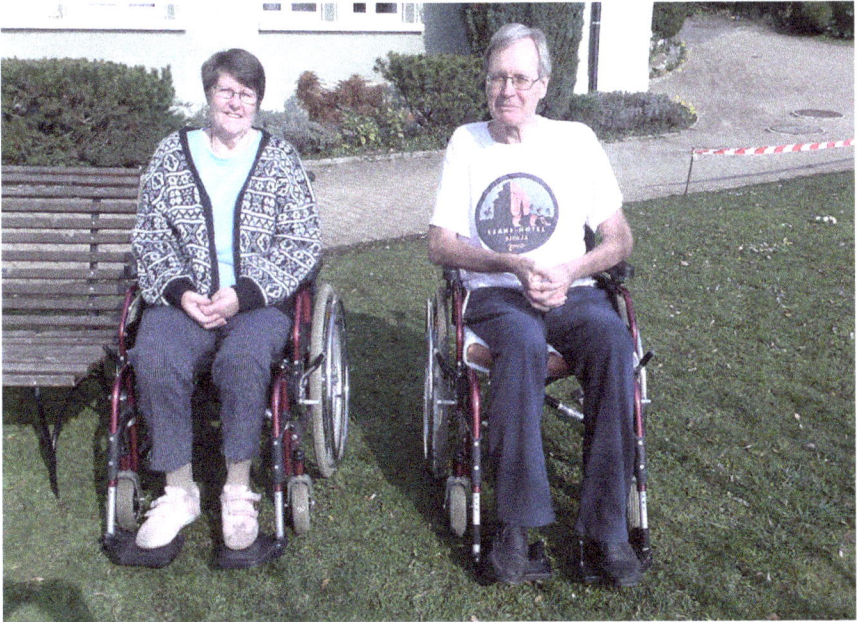

Avec Christiane dans le jardin © Herbert Wilke

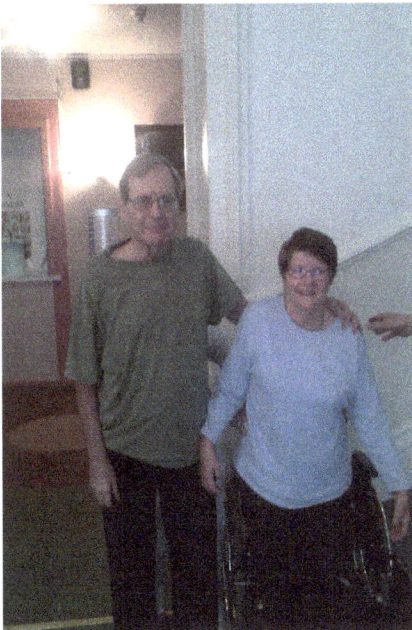

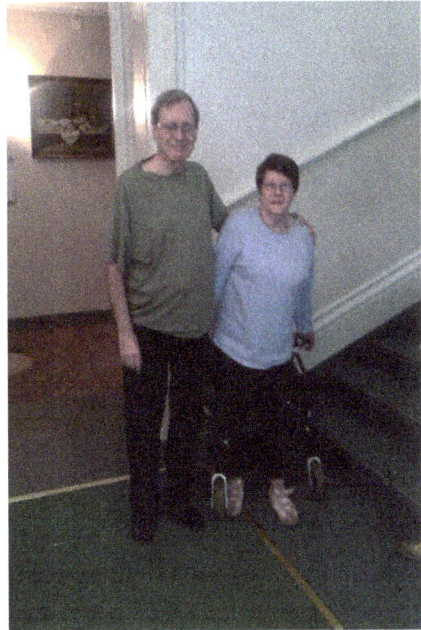

Nos premiers pas, une grande étape

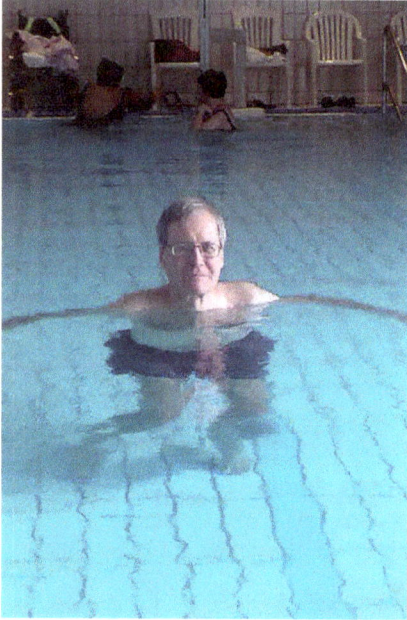

Hydrothérapie   © Fernand

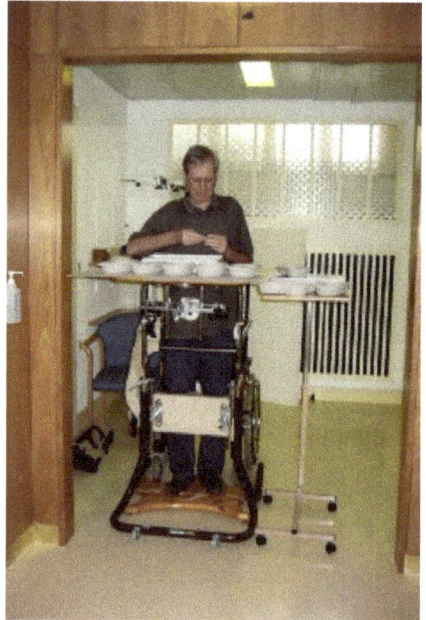

Au verticalisateur   © Herbert Wike

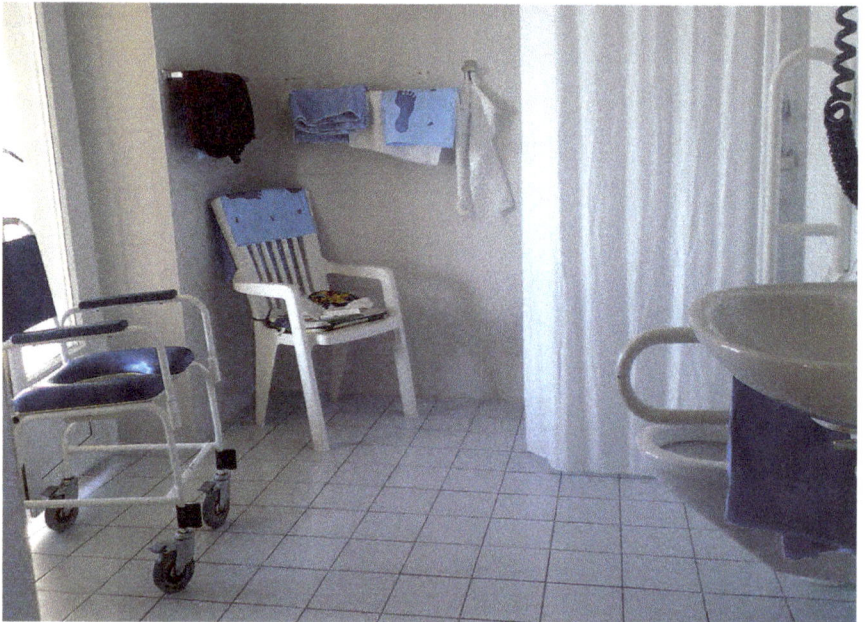

Ma chambre de bain, avant rénovation une chambre ou fut hospitalisé Rilke dans les années 1920

où tu es, tout seul". C'est seulement alors que je prends conscience qu'il y a une hiérarchie vis-à-vis des patients, en fonction du type d'assurance contractée. Il y a les "particuliers", ceux munis d'une assurance avec couverture complémentaire et à qui on attribue une place seule, près de la baie vitrée donnant sur le Sud. Et il y a je dirais les "communs", ceux qui n'ont que l'assurance de base obligatoire, qui sont en retrait et partagent les tables à plusieurs. C'est un modèle d'allocation de places qui reflète l'attribution des chambres : chambre particulière ou chambre partagée.

Fernand lui-même est un cas spécial. Il est là déjà depuis un bout de temps. Il s'est pris d'affection pour certains patients AVC, les encourageant à ne pas se laisser aller, à se battre pour leur mobilité. Il faut dire qu'il y a des cas assez pathétiques de patients victimes d'attaques cérébrales les ayant rendus partiellement paralysés, certains ne pouvant même plus parler. Fernand est muni d'un gros cœur, il veut aider. Il s'intéresse à mon cas lorsque je lui explique ce qui m'est arrivé "Nom de bleu mais c'est pas possible" dit-il. Je le rassure en disant "Ne t'en fais pas trop pour moi, mon cas va s'arranger. Ce n'est rien comparé à certains cas d'AVC où je ne vois pas beaucoup d'espoir. Dans un sens je suis un privilégié, comme toi".

Pour tuer le temps, il s'est mis à photographier tout ce qui se passe dans la clinique. Je le vois parcourir les couloirs sur sa chaise roulante, la jambe en avant, sa caméra autour du cou, s'introduisant dans les cuisines, dans la salle de physiothérapie, à l'ergothérapie, partout. Il me photographie moi-même lors de mes exercices à la piscine.

Il y a aussi cet ingénieur acousticien à la retraite, patient cardiaque. A ses dires, il a été une autorité en Suisse Romande en matière d'acoustique. Il me raconte comment il a été engagé, il y a de cela un certain nombre d'années, comme consultant par le Festival de Jazz de Montreux à l'époque où l'Auditorium Stravinski avait été sélectionné comme nouvelle salle pour les concerts (une des conséquences de l'incendie de l'ancien Casino dans les années septante). Cet auditoire, comme son nom le laisse entendre, avait à l'origine été conçu pour la musique classique, musique généralement "douce" et non amplifiée. La consultation devait s'effectuer dans une période très brève - 3 ou 4 mois - les locaux devant être prêts à temps pour le prochain festival.

Il me raconte la pression terrible exercée par Claude Nobs, l'organisateur du

Festival et son attitude quasiment dictatoriale. Ses appels téléphoniques étaient quotidiens, questionnant l'avancement de l'étude et soulignant à chaque fois l'importance des délais. Il y avait évidemment beaucoup de dollars en jeu.

La consultation conclut au besoin de colonnes de soutènement supplémentaires afin de bien contenir les vibrations du sol provoquées par le son amplifié des basses. Le revêtement des fauteuils du balcon fut également considéré. Les travaux furent finalement achevés dans les délais.

Ils ont apparemment fait un bon travail car l'acoustique de cette salle est particulièrement remarquable, une des meilleures que je n'aie jamais expérimentées.

Je lui demande également comment à son avis résoudre le problème du bruit provoqué par le trafic constant sur le viaduc de Chillon, en contrebas de l'établissement de Valmont, véritable pollution sonore. Sa réponse est simple et radicale : "Rien". Et il continue : "On ne peut rien faire, le bruit montera toujours. La seule solution est d'isoler les fenêtres du bâtiment". Cela a déjà été fait, les fenêtres sont à double vitrage. Mais cela ne résout en rien la situation du balcon où la seule solution serait l'installation de vitrages extérieurs sur chaque balcon. Solution chère, inesthétique et peu pratique. En conclusion, il faut donc savoir s'accommoder de ce bruit.

Il y a aussi cette dame de Romont, canton de Fribourg, gérante d'une station d'essence, dans la quarantaine. Elle est en réadaptation à la suite d'un grave accident au cours duquel elle a été fauchée par une automobile avec pour conséquences une fracture de la jambe et de la hanche avec complications. Elle est extrêmement populaire et reçoit visite sur visite, toujours souriante et très sympathique. Sa station doit marcher bien fort. Un jour, elle me présente au représentant d'Esso qui est venu lui rendre visite. Nous sommes dans un sens collègues puisque travaillant pour la même compagnie. L'année suivante, lors du décès de mon père, elle m'enverra un gentil mot. Elle a lu l'avis mortuaire dans le journal local et s'est souvenue de mon nom. Ce petit mot me touchera. C'est une humaniste.

Il y a ce bûcheron jurassien sympa à qui on a dû amputer la moitié d'un pied pour cause de gangrène. Je ne savais pas qu'il y avait encore des cas de gangrène si extrêmes en Suisse.

Il y a ce patient serbe, naturalisé suisse, avec qui je partage un temps la table. Il est dans la cinquantaine. Il est en convalescence à la suite d'un incident cardiaque et m'explique comment il aimerait rester à l'assurance jusqu'à l'âge de la retraite. Je ne me souviens plus quel était son métier, mais ce n'était apparemment pas très intéressant.

Et puis il y a cet autre patient cardiaque septuagénaire, assis à la table contiguë à la mienne. Ce jour-là, il harangue sa tablée de façon passionnée en leur assurant que l'Islam va envahir l'Europe, qu'il faut faire attention. C'est dans la veine de la nouvelle théorie du choc des civilisations. Et la tablée écoute sans réagir, chacun concentré sur son assiette. Ce patient s'avère habiter le même immeuble lausannois que mon ami Nabil. Je me souviens l'avoir aperçu dans le hall d'entrée lors d'une de mes visites il y a quelques années de cela. Ils ne se parlent guère mais se saluent. Nabil est musulman, le voisin est juif.

Et il y a cette modeste dame de Renens, banlieue ouvrière de Lausanne, dans la soixantaine. Elle a toujours habité le même quartier. Elle nous raconte comme celui-ci a changé au cours des années. Il y a maintenant beaucoup d'étrangers qui vivent là. Elle est douce et parle tranquillement. Elle ne se plaint pas. Je ne sais pas ce qu'elle pense vraiment. Mais à mon avis, cela la perturbe.

Revenant à Fernand, j'apprends qu'il est le père d'une fille qui, quelques semaines auparavant, a été victime d'un passage à tabac par un groupe de jeunes à Monthey, pour des raisons obscures. Son visage tuméfié avait fait la une des journaux. Je me souviens avoir vu cette photo sur la page de couverture du quotidien Le Matin. Cette affaire avait fait grand bruit. Les jeunes tabasseurs s'avérèrent être des étrangers. C'était matière à attiser la haine de l'étranger, sujet sensible à cette époque en Suisse (sujet plus que jamais d'actualité à l'heure où j'écris ces lignes, en raison de l'afflux des réfugiés). Questionné sur cette affaire, Fernand n'est pas très prolixe. Il dit simplement : "Ça lui apprendra à faire confiance à n'importe qui". Je crois comprendre que cette fille avait bon cœur et hébergeait souvent des jeunes de passage dans la maison de sa mère.

Ce déplacement vers la "zone commune" me permet donc d'être confronté à une multitude de gens provenant de toutes les couches de la société. Un véritable microcosme.

C'est une plongée dans le réel de cette société aux multiples facettes. Une redécouverte, ou plutôt la découverte de mon pays d'origine, avec son évolution, ses changements pour le meilleur et pour le pire, avec en particulier les problèmes liés à l'immigration. Pays que j'ai quitté depuis plus de 30 ans.

Je trouve là un pays bien changé. Je suis bien au courant de ces changements, par les médias et mes discussions avec ma famille et mes amis, mais maintenant j'y suis confronté en "live", de l'intérieur et en profondeur. Finalement pas différent du reste de l'Europe. Ma conception de l'exception Suisse, pays différent des autres, bat de l'aile.

La possibilité de redécouvrir mon pays d'origine de l'intérieur, c'est là un des aspects intéressants, dans un sens positif, de ma maladie.

PRIVILÉGIÉ
Et il y a ces autres patients, les patients AVC durement touchés et avec lesquels on n'arrive pas à communiquer, ou alors avec beaucoup de difficultés.

Il y a cet homme qui rôde souvent dans le couloir à mon étage, qui ne peut pas parler et s'exprime en faisant des mugissements. Il a beaucoup à dire car il mugit souvent, ce qui effraie Wanda qui le croise dans le corridor lors d'une de ses visites. Il doit être sur la fin de la quarantaine. Les ergothérapeutes, à l'aide de questions oui-non (il hochait de la tête pour répondre) sont parvenues à deviner son métier : électricien. Cas triste car à mon avis il ne se remettra pas de sitôt.

Il y a ce vieux monsieur aisé de Genève accompagné de son épouse. Je me lie d'amitié avec eux. Il est dans la septantaine et a lui aussi été victime d'une attaque cérébrale. Il n'arrive pas à parler. Il est calme et souriant, hochant de la tête en signe de compréhension. Ils sont venus spécialement pour Bogousslavsky et sont là quelques jours pour une auscultation. Ils ont l'espoir que le neurologue puisse l'aider. Là aussi, j'ai l'impression qu'il ne pourra pas faire grand chose.

Il y a cette petite vieille dame, toute pâlotte, qu'on a assignée à ma table pour les repas. Elle ne parle pas non plus. Elle a le cou dans un support et sourit tout le temps.

Il y a d'autres cas relativement moins graves, des cas de paralysie partielle. Mais toujours des cas où le mal me semble être chronique, impossible à guérir, tout au plus à stabiliser.

Et puis il y a cette femme qui souffre de sclérose en plaques, connaissance de

Laurence Jacquet, une amie de la famille, et qui vient me voir à l'occasion d'une visite de suivi à la clinique. Elle marche avec un bâton. Selon Laurence elle est dans une phase stable et par conséquence positive. Elle vient me voir pour me prodiguer des encouragements. C'est remarquable, son cas étant beaucoup plus grave que le mien.

La sclérose en plaques est une maladie ayant des points communs avec le Guillain-Barré : toutes deux sont des maladies auto-immunes et attaquant la myéline. Mais dans le cas de la sclérose en plaques c'est le système nerveux central qui est attaqué et non le périphérique. C'est une maladie beaucoup plus vicieuse car chronique et rendant la vie très pénible. [5]

En voyant tout cela, je me sens presque privilégié puisque ayant un espoir de guérison. Mon cas est moins grave, presque bénin en comparaison. De plus, je fais des progrès et me dois d'être positif. Le chemin est long, mais je dois y arriver.

VALMONT, SON HISTOIRE

Je séjourne depuis plus de trois mois à Valmont. "Un peu plus et je ferai partie des meubles" me dis-je. Je suis beaucoup plus autonome dans mes mouvements. Je sais parfaitement passer du lit à la chaise roulante et je me déplace rapidement.

Je commence à m'intéresser à l'histoire de Valmont. Une clinique monumentale construite au début du 20ème siècle - inaugurée en 1905 - dans le style Art Nouveau. Une institution attirant à l'origine avant tout des hôtes aisés et qui plus tard se démocratisera. Une multitude de célébrités y ont été soignées comme Vladimir Nabokov, Georges Simenon, Julien Green, Richard Attenborough, Charlie Chaplin, Ingrid Bergman, Coco Chanel, Grace Jones, Placido Domingo pour n'en citer que quelques-unes. Le roi Albert de Belgique, la princesse Soraya d'Iran et le président Mobutu y suivirent également un traitement.

Et jusqu'au moment présent. Durant mon séjour, une collègue patiente me dit avoir aperçu Maurice Béjart, le célèbre chorégraphe, sortant discrètement de la piscine, en dehors des heures normales. [6]

Une des personnalités les plus marquantes fut probablement le poète et écrivain autrichien Rainer Maria Rilke qui y fut traité à trois reprises dans les années 20, souffrant d'une leucémie incurable. Il y décéda en décembre 1926 au cours de son troisième séjour, à l'âge de 51 ans. J'apprends que Rilke occupa lors de son deuxième séjour la chambre 323, une chambre qui plus tard fut transformée en salle de bains et qui couramment est la mienne. Cela me fait tout drôle, bien que franchement je ne connaisse pas grand-chose de ce poète et écrivain germanique.

Cette information me pousse à en savoir plus sur lui. J'apprends qu'il a passé les dernières années de sa vie en Valais, en Suisse, et qu'il écrivait aussi en français. Je me mets à lire ses poèmes et à les apprécier.

Après la redécouverte de mon pays, je découvre par le biais de Valmont tout un pan d'histoire fascinant lié à cette région. Ceci, en combinaison avec mon retour aux sources, la proximité de ma famille, de mes amis d'enfance et de jeunesse et surtout de mon père bientôt centenaire, tout cela me procure un sentiment de richesse incroyable. Je redécouvre mes racines. Le migrant retournant au pays. C'est là un des bons côtés de mon Guillain-Barré.

NABIL

"Paul, Nabil vient d'avoir une crise cardiaque". C'est Christina, la femme de mon ami Nabil qui m'appelle au téléphone. "Il est à l'hôpital à Lausanne". Elle est passablement paniquée. "Il est cinglé, il avait cette douleur dans la poitrine et a insisté pour conduire lui-même à l'hôpital plutôt que de faire venir une ambulance".

L'alerte s'avère être finalement moins sérieuse que prévu. Un pontage coronarien, nécessitant une intervention chirurgicale lourde, n'est pas nécessaire. Il s'en tire avec une angioplastie, c'est à dire l'introduction d'un stent - fin cathéter terminé par un ballonnet dans l'artère rétrécie. L'hôpital le garde quelques jours pour contrôle et ensuite on lui prescrit quinze jours de repos.

Je l'appelle : "Nabil, pourquoi ne viens-tu pas à Valmont, ils traitent les patients cardiaques ici?"

Et ne voilà-t-il pas que mon vieil ami Nabil vient me rejoindre à Valmont pour un repos forcé.

C'est une situation totalement inédite, les deux vieux copains d'études que se retrouvent dans une clinique de réadaptation. Nous devons en rire : "A l'époque on se retrouvait au bistrot, maintenant, à notre âge, c'est à l'hôpital".

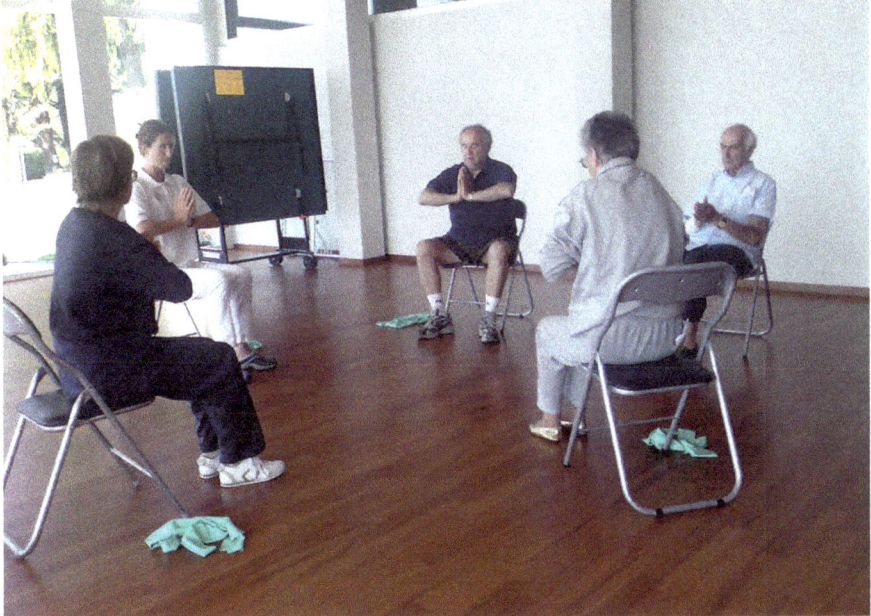

Cardiaques en séance de relaxation, mon ami Nabil dans le fond, au milieu

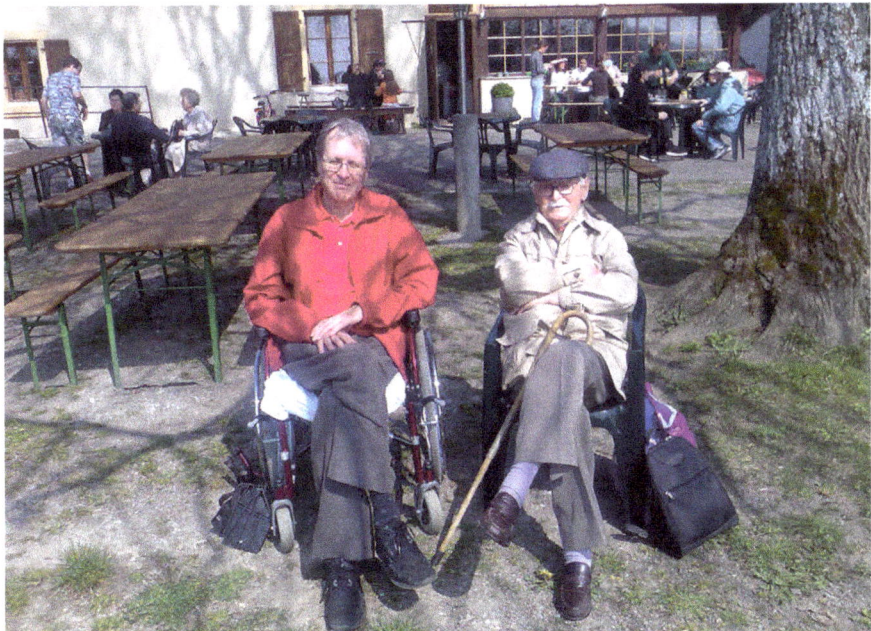

Avec mon père de 99 ans et sa fameuse parole : "Toi tu montes, moi je descend"

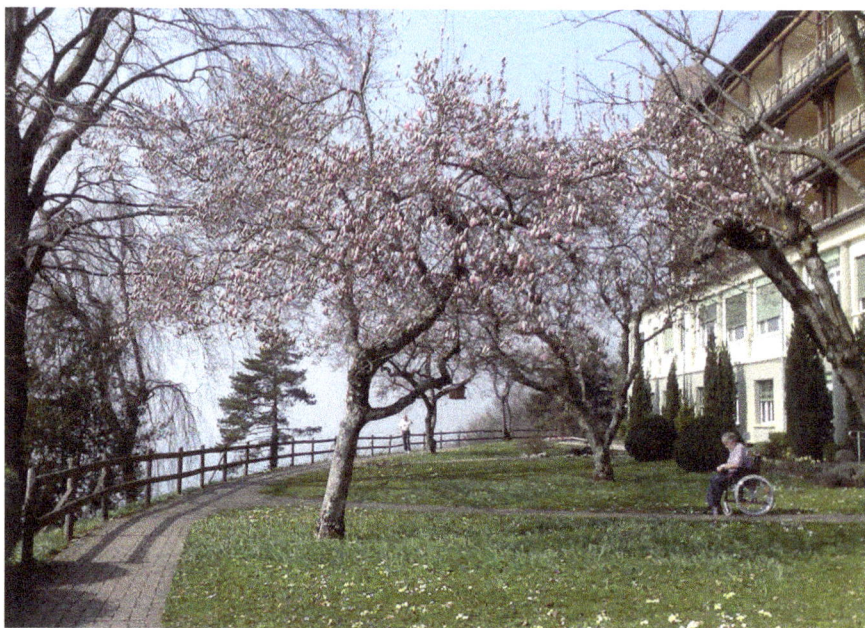

Le printemps est là, le cerisier est en fleurs

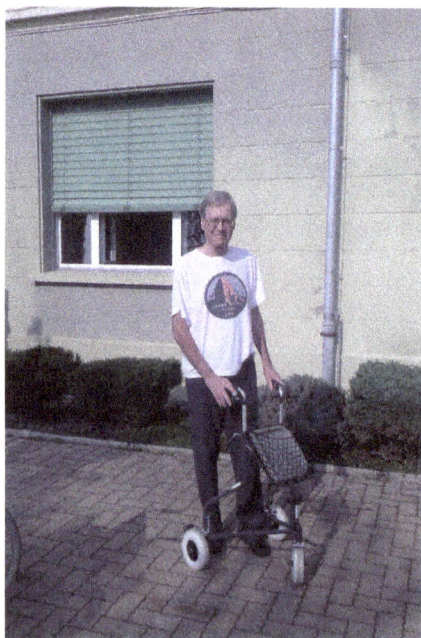

Le déambulateur

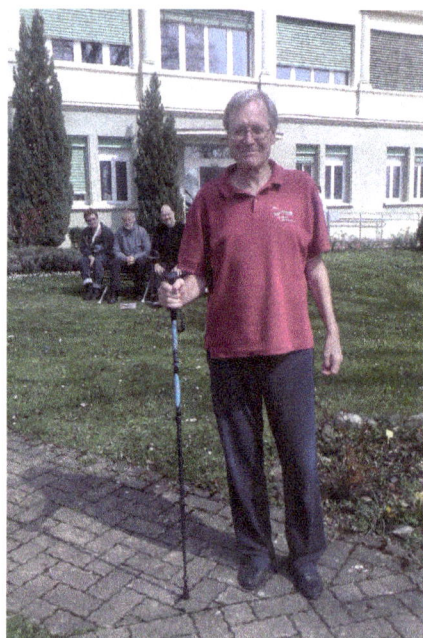

Le bâton de marche

Nous partageons nos repas à sa table, au restaurant, près de la fenêtre. C'est l'époque où je recommence timidement à marcher, à l'aide d'un bâton. A la fin du repas il vient derrière moi, me met debout en tirant sur ma ceinture - mes jambes sont encore très faibles - et dit "viens, on va faire un tour dehors". Il me donne mon bâton de marche et nous allons faire une petite balade autour du bâtiment.

Nabil est un patient impossible. Il ne peut se passer de son portable qu'il a toujours auprès de lui, prêt à répondre aux appels : il travaille pour une banque et veut suivre les affaires. Après quelques tentatives, le personnel renonce à le lui confisquer, concluant que cela lui fait plus de mal que de bien. Il a aussi pris sa voiture, une grosse Mercedes, bien que la conduite lui soit formellement interdite durant son rétablissement. Un soir, nous nous rendons à Villeneuve, au bord du lac, pour manger des filets de perches en compagnie de deux de nos aides-infirmières nord-africaines que Nabil a invitées. Je ne sais pas ce qu'il s'imagine, mais la scène de ces deux patients d'un certain âge, dont l'un peut à peine marcher, en compagnie de ces deux jeunes dames est d'un comique certain.

Nous redevenons les deux compagnons espiègles que nous avions été du temps de nos études.

LES CHUTES

Je commence donc à marcher. C'est vers la fin avril, cinq mois après mon accident. Je marche d'abord à l'aide d'un déambulateur et ensuite, assez vite, avec un bâton de marche. Mes jambes sont encore très faibles mais suffisamment fortes pour me supporter. La peur des chutes devient ma nouvelle hantise.

Je chute la première fois dans ma chambre en me déshabillant pour aller au lit. Je me mets sur une jambe pour retirer mon pantalon et patatras, je m'effondre violemment sans pouvoir freiner la chute. Ma jambe a tout simplement lâché. Heureusement, je ne me suis pas blessé. Et je suis là, au sol, incapable de me relever. Je dois appeler l'infirmière qui vient m'aider à me hisser sur le lit. L'incident est rapporté et le lendemain, à la séance d'ergothérapie, Catherine, ma soignante, fait le commentaire "Ah, hier soir vous êtes tombé, il faudra faire attention".

La même chose arrive à Christiane Wilke, ma collègue d'infortune, qui elle aussi commence à marcher avec le déambulateur. Tous les thérapeutes sont au courant "Madame Wilke est tombée, elle s'est faite mal, elle en aura au moins pour 15 jours à se remettre".

Je chute ensuite par trois fois lors de mes sorties du week-end mais je n'informe personne. La première fois, c'est à Villeneuve lors d'une sortie avec mon père. Je tombe après le repas, en descendant du trottoir. Ma jambe lâche sans crier gare. J'avais bu un verre de vin, c'est peut-être cela la raison, mon inhibition étant légèrement diminuée. Une connaissance qui nous accompagne me relève sans problème. La seconde fois, c'est lors de ma deuxième visite au Trétien. Je tombe en descendant les deux marches de la terrasse. Là aussi, mes jambes lâchent subitement. Je reste un instant au sol à sangloter. Wanda est là et se demande que faire. Finalement, je parviens à me relever avec son aide. Je ne suis pas blessé.

La troisième fois c'est chez mon père, au moment de me coucher. Je chute en voulant déplacer un fauteuil. Cette fois-ci, je me fais mal au genou, qui est enflé, mais c'est supportable. Je continue mes exercices comme si de rien n'était.

Je déteste ces chutes, elles me sapent le moral. Une chute signifie pour moi un retard dans mon rétablissement. J'ai une sorte de honte à avouer que je suis tombé.

Maintenant, avec le recul, je trouve cette attitude plutôt bizarre. Pourquoi avoir honte ? J'avais adopté une attitude combative, je luttais pour me remettre, je n'acceptais pas la défaite. Pour moi une chute était comme un coup bas destiné à saboter mon rétablissement.

LES DEUX DERNIERS MOIS / LE PRINTEMPS 2007
En avril, le printemps est bien implanté. Je passe beaucoup de temps dans le jardin au soleil, entre les séances d'ergo et de physio.

Je vois les premiers narcisses, les crocus, le grand cerisier en fleurs. Je photographie tout. Les patients les plus valides sont là, qui assis sur un banc, qui marchant lentement à l'aide d'un déambulateur ou alors poussé dans sa chaise roulante par un visiteur. J'apprécie le calme et la sérénité. Le bruit de l'autoroute est beaucoup moins audible dans le jardin que depuis le balcon de ma chambre.

Je passe aussi du temps sur mon balcon, j'arrive maintenant à y accéder par moi-même, d'abord en manœuvrant mon fauteuil par-dessus le seuil, plus tard en marchant prudemment. Je peux enfin apprécier la vue sur le lac et les Alpes droit en face, vers le Sud, la plaine du Rhône avec les Dents du Midi à gauche, vers l'Est, la chaîne du Jura à droite, vers l'Ouest. Vue imprenable qui fait oublier la rumeur du trafic autoroutier en contrebas. Vers la mi-mai, une série d'orages nous confine à l'intérieur. La vue depuis le balcon est alors fantasmagorique, avec des couchers de soleil voilés dans les nuages, des matinées au brouillard à couper au couteau et parfois des chutes de pluie interminables, quasiment tropicales.

Dans le courant du mois d'avril, le service du personnel de mon employeur à Breda me contacte en vue de mon rapatriement aux Pays-Bas. Les assurances ne m'ont pas oublié. Elles veulent que je rentre. Dans le même temps, le petit médecin français nerveux vient me voir : "Ils me demandent quand est-ce que vous serez apte à partir. Qu'est-ce que j'en sais, je ne peux pas prédire comment vous serez d'ici deux ou trois semaines". C'est comme s'il me pose la question. J'écoute et ne dis rien. Une ou deux semaines s'écoulent sans nouvelles.

Finalement c'est le Dr Bogousslavski qui décide. Nous sommes entretemps au début mai lorsqu'il me dit lors de la visite de routine : "Ils nous demandent quand vous pourrez rentrer aux Pays-Bas. En fait ils veulent que vous rentriez. Je leur ai dit que, vu votre évolution, vous devriez être en état de partir d'ici trois semaines, vers la fin mai".

La détermination d'une date de départ est difficile dans ce genre de situation. Il en est de même avec Christiane Wilke : sa compagnie d'assurance met beaucoup de pression pour que l'on termine son séjour au centre de réadaptation. Elle n'est vraiment pas prête pour partir. Elle a encore beaucoup de difficultés à marcher et ses mains sont encore bien paralysées. Elle a été plus durement touchée que moi. Les médecins parviennent à obtenir une prolongation de trois semaines. C'est un soulagement pour elle.

J'ai entretemps une excellente relation avec le docteur Bogousslavsky. Il apprécie mes progrès. Peu avant mon départ, il me demande si je veux servir de cobaye pour une séance d'information sur le Guillain-Barré à l'intention des employés de Valmont. J'accepte volontiers, me disant que c'est pour la bonne cause. La séance dure une vingtaine de minutes. Tout le personnel médical est présent, en tout peut-être une vingtaine de personnes. Bogousslavsky me fait faire quelques exercices, lever les bras, plier les jambes, etc... Le pliage des jambes est pénible pour moi, j'ai chuté le week-end précédent chez mon père. Mon genou est tout enflé et je ne l'ai pas annoncé. Je ne veux pas retarder mon rétablissement. Mais ils ne remarquent rien et tout se passe bien.

Lors de notre dernière réunion avant mon départ, le neurologue réitère sa satisfaction au vu de mes progrès : "Je suis vraiment surpris en bien, vous avez fait de beaux progrès". A ma question de savoir s'il y avait des chances de rechute, il répond : "Non, vous seriez vraiment terriblement malchanceux si ça vous arrivait à nouveau". Et à celle concernant la libido et l'activité sexuelle : "Ne vous inquiétez pas, ça reviendra".

Mon rapatriement aux Pays-Bas a lieu le dimanche 3 juin. Un aide-infirmier m'accompagne sur le vol Genève - Amsterdam. A l'arrivée, mon ami Pete Purnell est là pour m'accueillir et m'accompagne à la maison avec sa voiture. J'aurai passé 5 mois de ma vie à Valmont.

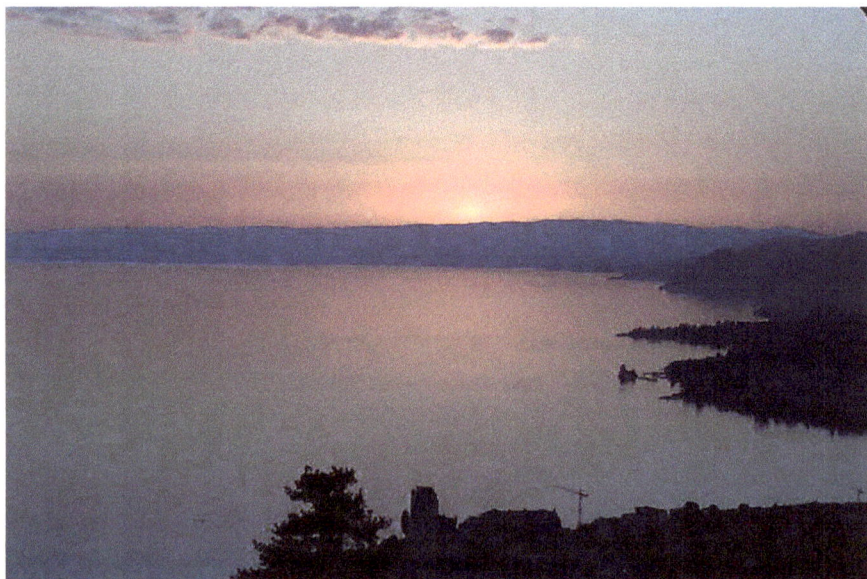

Coucher de soleil sur le Jura et le lac Léman, vu depuis mon balcon

CHAPITRE QUATRE

AMSTERDAM

L'été vient. Mais il ne vient que pour ceux qui savent attendre,
aussi tranquilles et ouverts que s'ils avaient l'éternité devant eux.
– Rainer Maria Rilke

"On vous traite tant qu'il y a des progrès. Si ça ne va pas plus loin, alors on arrête. Je pense que vous comprenez bien ça", telles sont les paroles de la neurologue attitrée du Centre de Réadaptation d'Amsterdam (Revalidatie Centrum Amsterdam ou RCA) [7] lors de notre entretien d'introduction. C'est une femme relativement jeune, sur la fin de la trentaine. Elle est sérieuse, comme tous les autres neurologues à qui j'ai eu affaire, parlant sur un ton plutôt distant. Elle dit simplement ce qu'elle pense, sans fioriture, de façon sobre, rationnelle. Les néerlandais ont un terme pour cette attitude : "nuchter". Ils disent d'eux-mêmes qu'ils sont très "nuchter", c'est une des caractéristiques de ce pays très marqué par le calvinisme. J'ai là un bon exemple.

Je ne sens pas d'encouragement dans ses dires, mais pas de découragement non plus. Elle au moins ne me conseille pas de changer de logement, de chercher une habitation sans escaliers. Elle me fait clairement comprendre que la balle est dans mon camp. Elle me prescrit des séances quotidiennes de physio, trois jours par semaine, ainsi que de l'ergothérapie. Je suis un patient externe. Le centre de réadaptation est à deux kilomètres de chez moi et je m'y rends à pied, usant du bâton de marche que Valmont m'a fourni. Le trajet dure environ une demi-heure.

Une série de tracasseries administratives et autres ont retardé de presque un mois le démarrage de mon traitement au RCA, début juillet. Mon médecin traitant me prescrit dans l'intervalle des séances de physiothérapie à domicile, données par une jeune physiothérapeute sympathique et qui se traduisent principalement par des balades accompagnées d'une heure dans mon quartier, deux ou trois fois par semaine.

En fait, la montée et la descente des escaliers raides dans la maison est déjà un bon exercice et je m'en accommode relativement bien, montant et descendant lentement et prudemment, m'agrippant à la main courante et tirant dessus à la montée. Mon ami René Lesson en installe une autre le long des trois marches menant au jardin pour en faciliter l'accès. Pour le reste, je n'ai pas trop de problèmes d'adaptation avec l'environnement "normal" de la maison. Wanda a acheté une chaise avec accoudoirs pour la table à manger, me permettant de me relever plus facilement en m'aidant des bras. Les services sociaux nous ont fourni une planche de bain pour faciliter la toilette dans la baignoire. Sinon rien de particulier.

RCA

Eric [2], le physio attitré du RCA est un jeune homme dans la trentaine. Un grand gaillard de 1,80 mètres, maigre, cheveux châtains bouclés, sérieux. Il est très semblable à Grégoire, le physio de Valmont, dans son attitude et son approche. Avec lui aussi c'est 100% physio, sans fioritures ou escapades, comme à Valmont avec Grégoire. Comme lui, il me pousse dans mes limites. Je me rends au centre par moi-même, à pied, avec le bâton de marche. Je parcours les quelques deux kilomètres en une demi-heure. `À la fin septembre il me conseille de me rendre au centre à vélo. Pour moi c'est un sacré challenge. J'ai bien un peu plus de forces dans les jambes, mais je suis bien incapable de gravir une pente. Mais Amsterdam étant une ville quasiment plate, c'est donc dans le domaine du possible. Il y a un petit pont en arc sur le parcours qui me pose soucis et m'oblige à mettre pied à terre à mi-montée sous peine de risque de repartir à reculons. Il y a également un carrefour difficile avec un feu de circulation pour bicyclette à phase très limitée, d'environ 10 secondes : le croisement Overtoom/Nassaukade/Stadhouderskade. J'y arrive juste, n'ayant aucune puissance d'accélération dans les jambes, mais ça va. La première fois c'est passablement stressant mais par la suite je m'habitue. Je fais même parfois un détour par le Vondelpark qui n'est pas trop éloigné. Sans la "poussée" d'Eric je n'aurais jamais osé reprendre le vélo de si tôt.

LE TRÉTIEN

Fin juillet, nous retournons en Suisse en voiture passer l'été dans notre chalet du Trétien avec Wanda et sa mère Jadwiga - Baba pour les intimes - venue de Varsovie. Nous retrouvons le calme et la sérénité de la montagne. Je me déplace à pied en m'aidant du bâton de marche. Je monte tous les deux jours chercher le pain chez Madame Lina qui tient la petite épicerie, dans la partie supérieure du village. La pente est bien raide, ce qui me fait un bon exercice. Le petit magasin est parfois fermé alors je sonne. Et voilà Madame Lina qui descend lentement les escaliers - elle habite au-dessus du magasin - avec ses vieilles jambes toutes gonflées. Elle doit être proche des huitante ans. Le magasin n'est depuis longtemps plus rentable mais l'activité la maintient, c'est toute sa vie. Alors nous échangeons nos expériences de marche. Je lui dis que j'ai réussi à monter la pente sans m'arrêter. Elle me félicite et me dit qu'elle a mal à la jambe ce jour-là.

Mon cousin d'Australie Christian et sa femme Pamela, de passage en Suisse, viennent nous rendre visite au Trétien. Ils amènent mon père Emilio avec eux. Wanda photographie Emilio avec Minouche, la chatte des voisins Pittino, sur les genoux. Cette photo illustrera le recto du recueil des mémoires de mon père.

Le 17 août, nous célébrons l'anniversaire de Wanda. Nous avons pour cela loué la salle de l'ancienne école et plusieurs amis polonais, irlandais et autres nous rejoignent, venant de partout en Europe. Et nos amis du village, Mado et Christian, les Pittino, Pierre-André et Danielle, Dédé et bien d'autres sont là aussi. Il y a même notre vieux voisin Lucien qui passe un moment. Ma famille de Lausanne et mon père sont également de la partie. Emilio est aux anges lorsque nous le photographions tout entouré de femmes. Sacré Don Emilio, il aura été un charmeur jusqu'au bout. Nous dansons jusque tard dans la soirée. Moi-même, je fais quelques timides pas sur la piste. Fête mémorable dont la vallée se souviendra bien longtemps : les polonais ont laissé leur empreinte. Je suis heureux, c'est pour moi comme un retour à la vie normale.

C'est également à cette époque que je commence à tenir un journal.

Extrait de mon journal: *"7 septembre 2007: de nouveau au Trétien pour quelques jours. Aujourd'hui monté à pied jusqu'à Finhaut. Première fois cette année (et depuis le Guillain). Les choses s'arrangent peu à peu. Patience, patience. Tout s'arrangera. Le moral est toujours bon."*

ELTON JOHN

Un concert Elton John est organisé le 8 septembre à Vevey, en plein air sur la grande Place du Marché. Un événement unique programmé pile le jour de mon anniversaire et en plus dans ma ville natale. Je ne suis pas particulièrement un fan mais il faut tout de même que je voie ça. Raison suffisante pour brièvement retourner en Suisse. C'est la période où je commence à marcher sans bâton.

Le spectacle est décevant, principalement en raison de l'acoustique. Le son puissamment amplifié se répercute sur les immeubles avoisinants et tourne en rond sur l'assemblée, créant des interférences et rendant la musique pratiquement inaudible, surtout pour ceux se tenant à l'arrière, comme nous.

Elton lui-même n'a pas l'air très inspiré. Il joue d'une façon terriblement routinière, balançant un morceau après l'autre, sans feeling, sans dialogue avec le public.

Concert interminable de 2 heures durant lequel je suis debout, mettant mon poids sur une jambe puis sur l'autre.

A la sortie du concert, vers 22 heures, je trébuche et tombe. Tout le monde autour de moi pense que je suis saoul et fait des commentaires dans ce sens. Heureusement que Wanda est avec moi et m'aide à me relever. Ma position "debout" m'a épuisé.

Pour l'anecdote, je lis le lendemain dans la presse locale que les organisateurs du concert étaient également déçus, mais pour d'autres raisons. Ils avaient prévu un souper à l'issue du concert et réservé une chambre à l'Hôtel des Trois Couronnes pour Elton John. Hôtel super chic, avec vue imprenable sur le lac. Mais l'artiste a préféré retourner chez lui immédiatement après le show, en hélicoptère jusqu'à Genève et de là en avion pour Londres.

LE MONDE RÉEL

De retour à Amsterdam, je reprends la physio au centre de réadaptation. Je marche maintenant sans bâton : une très grande étape dans mon rétablissement. Une étape significative puisque c'est dans un sens la "bienvenue dans le monde réel". N'ayant plus de bâton de marche, je deviens anonyme dans la foule ; on ne reconnaît plus l'invalide, il n'y a plus d'égards pour moi.

Un samedi je me rends seul au centre-ville, vingt minutes à pied depuis notre maison. Je traverse la place du Munt vers 14 heures, au milieu de la foule des grands jours. Soudain je trébuche, tombe au sol et ne parviens pas à me relever. Je suis là, au milieu du passage clouté, à genoux par terre, regardant autour de moi et tout le monde passe sans faire attention. Comme à Vevey, les gens doivent penser que je suis un alcoolique. Je reste là abandonné à moi-même, gesticulant, essayant de me relever mais n'y parvenant pas. Après ce qui me semble être une éternité - ce ne sont en fait probablement que trente secondes - une touriste espagnole toute souriante accourt vers moi et m'aide à me remettre debout.

Autre grand moment, le 21 septembre, lorsque sous l'insistance du physio, je parviens pour la première fois à me relever seul : une nouvelle et grande étape.

"Aujourd'hui j'ai réussi à me relever seul à partir du sol. A BIG MILESTONE. Maintenant je commence vraiment à y croire : je vais me remettre à 100%, JE LE VEUX" (extrait de mon journal).

C'est après cela que je commence à aller en bicyclette, suite aux encouragements de mon physiothérapeute.

C'est également à cette période que je me remets à conduire. Quel énorme effet libératoire que de pouvoir conduire soi-même un véhicule. C'est comme si le monde m'appartient à nouveau, comme si j'ai des ailes. Sentiment de retour total à la normalité.

Le 26 septembre, je me rends par moi-même en voiture à Rotterdam sur une convocation du médecin du travail Kees van Rooy. Après une brève consultation, il me propose de reprendre le travail à partir du 5 novembre. Il a deux arguments pour cela : je devrais d'ici là être physiquement suffisamment apte à reprendre du service et surtout il m'explique qu'au-delà d'un an d'incapacité de travail, la couverture de l'assurance maladie diminue significativement (je suis hors service depuis fin novembre 2016). Voilà un argument fort pour me pousser à une reprise. Pour modérer la transition, il suggère une reprise à temps partiel pour les trois premiers mois, à raison de trois jours par semaine. La proposition me parait raisonnable.

EXTRAITS DE MON JOURNAL
26 septembre 2017:

"Aujourd'hui entretien avec le médecin du travail. Proposition pour reprendre le travail à partir du 5 novembre. Ça me semble bien.

Un peu déprimé aujourd'hui. Question classique mais toujours fondamentale : à quoi sert la vie ?

J'ai eu l'occasion rare de pouvoir y penser et réfléchir durant pratiquement une année. Mais qu'en est-il sorti ? Pas grand-chose franchement.

Tout me paraît futile. A commencer par le boulot. Problème de budget ? Futile. Mais le reste aussi. Bouquiner, OK, mais c'est une échappatoire. J'ai très peu lu cette année. Et pourtant j'avais le temps. Bon, au début il y avait des problèmes de concentration. Mais seulement le premier mois. Après il n'y avait plus d'excuse. Visionner des films ? OK, mais c'est vraiment une échappatoire. Ecouter de la musique ? Toujours agréable. Je le fais très souvent. Suis occupé à transférer toute ma musique sur I-Tunes. Mais cela aussi devient lassant. Il y en a trop et j'en perds le contrôle.

M'occuper de la galerie [8] ? OK, c'est bien. Mais là aussi je suis limité. En dehors de l'administration je ne suis pas très doué. Mais enfin, cela m'occupe un peu.

En fait, la seule chose qui m'intéresse vraiment en ce moment est de continuer à me battre pour me rétablir. J'aime la physiothérapie, mais il n'y en a pas assez. J'aime faire du vélo quand le temps le permet.

J'aime être occupé physiquement. J'aime mon corps. Me remettre à 100% : un bel objectif. Tout le reste me paraît en ce moment futile."

Dimanche 4 novembre 2007:

"Suis de service dans la galerie. Belle exposition en ce moment : Renan Cepeda - "Light painting" (Peinture à la lumière). Vendu quelques pièces - seulement dommage qu'il n'y ait pas plus de visiteurs. Mais ceux qui viennent apprécient énormément. A ce jour vendu 8 catalogues (+ 5 lors du vernissage).

Je me sens beaucoup mieux ces jours. Depuis quelques semaines, je marche *un peu plus vite. Encore des difficultés à monter les escaliers et à me mettre debout. Mais ceci progresse aussi lentement.*

J'ai arrêté d'aller au centre de revalidation (RCA) depuis 2 semaines. Je vais maintenant au centre de fitness Splash 3 fois par semaine pour faire des exercices de renforcement sous la supervision d'un physiothérapeute. Seulement à une minute à pied de la maison, très pratique. Les séances durent une heure et après deux semaines je constate des progrès, surtout dans les jambes. J'aurais dû y aller plus tôt.

J'ai été très actif la semaine passée. J'ai fait beaucoup de bicyclette. Je suis allé deux fois seul au cinéma. Suis allé au ballet avec Wanda. Suis allé voir un concert du groupe néerlandais "De Kift" au Melkweg avec René et ensuite suis allé à la fête d'anniversaire pour les soixante ans de mon ami Gerrit (pris un taxi). Tout est bien allé. J'ai l'impression de retrouver la vie et j'ai plus de goût pour la vie...

...La semaine qui vient je reprends le travail. Je vais assister Sharon Meachen à Paris. Je commence à temps partiel. J'ai des sentiments partagés à propos de la reprise du travail. D'un côté, j'aurais bien voulu attendre jusqu'à la fin de l'année et profiter un peu de mon temps libre maintenant que je suis pratiquement remis et ai retrouvé mon autonomie. D'un autre côté, je pense que c'est bien de retourner à la vie réelle. J'espère que ça va accélérer mon rétablissement total. La vie est belle, il faut profiter de chaque moment".

PERMIS DE CONDUIRE

Fin octobre, lors de mon entrevue de départ du Centre de Revalidation d'Amsterdam, la neurologue, que je n'ai rencontrée qu'une fois auparavant, à mon admission, est très choquée lorsque je lui dis que je me suis remis à conduire la voiture : "Ce n'est pas possible. Il ne faut pas faire ça. S'il arrive quelque chose vous ne serez pas couvert par l'assurance". Cela fait déjà au moins deux mois que je conduis. Je me suis même une fois rendu seul à Bruxelles, à 200km d'Amsterdam, pour subir un traitement de cancer de la peau au visage (cancer non malin). Et j'ai aussi conduit en Suisse. Elle me recommande énergiquement de ne plus toucher le volant. C'est pour moi un revers. Je n'ai jamais réalisé que j'aurais dû être plus prudent. La conduite est pour moi une telle délivrance. Je lui explique que je vais reprendre le travail et aurai probablement besoin de la voiture. Elle requiert dans la foulée auprès de l'autorité compétente un examen médical d'aptitude à conduire, à subir le plus rapidement possible.

Je passe le test avec succès un mois plus tard. L'examen consiste tout d'abord en un bout de conduite autour d'un bloc, des manœuvres de stationnement et un freinage à fond sur une ligne droite. Ensuite la pression de mon pied sur la pédale de frein est mesurée à l'aide d'un appareil placé sous le frein. L'examinatrice, une femme médecin fort sympathique, me demande de presser avec le pied aussi fort que possible. D'abord avec le pied gauche ensuite le droit. Elle conclut que j'ai assez de force, bien que la force mesurée au pied droit soit juste au-dessous du minimum requis. Elle est d'opinion que l'appareil est mal calibré et déclare le test positif. On m'accorde un permis de conduire valable pour une période de cinq ans. Je suis de retour à la normale. Cinq ans plus tard, mon permis sera renouvelé sur ma demande automatiquement, sans devoir subir d'examen.

SPLASH

Je suis à Splash, le club de gym, où je me rends depuis la mi-novembre pour mes exercices de musculation. Ce jour-là je fais des levers de poids pour le renforcement des bras. J'en ai bien besoin car j'arrive à peine à soulever peut-être 10 ou 15 kilos. Juste à côté de moi, à moins d'un mètre, il y a un type baraqué, couché sur le dos, occupé à faire du développé-couché avec un poids de 150 kilos. C'est très impressionnant, il fait cinq levés de suite, soufflant très fort, peinant, la sueur ruisselant sur son visage. Et moi je suis là avec mes misérables 15 kilos, me sentant un peu ridicule en comparaison. Mon physiothérapeute me dit que l'athlète est suisse, comme moi : quelle coïncidence. Il s'avère être du Haut-Valais et vivant depuis un certain temps à Amsterdam. Il ne parle pas le français, je ne comprends pas son dialecte - le haut-valaisan est incompréhensible, même pour les autres suisse-allemands - et nous communiquons par conséquent en néerlandais. Il est adepte du kickboxing - Amsterdam est apparemment un centre réputé pour ce sport martial d'origine asiatique - et vient régulièrement à Splash pour s'entraîner. Un vrai suisse aux bras noueux. En apprenant sa provenance je ne peux m'empêcher de rire et m'exclame : "Eh bien, nous avons là vraiment les deux extrêmes du sportif suisse : 15 kilos contre 150 !" Il sourit, tout en vaquant à ses exercices.

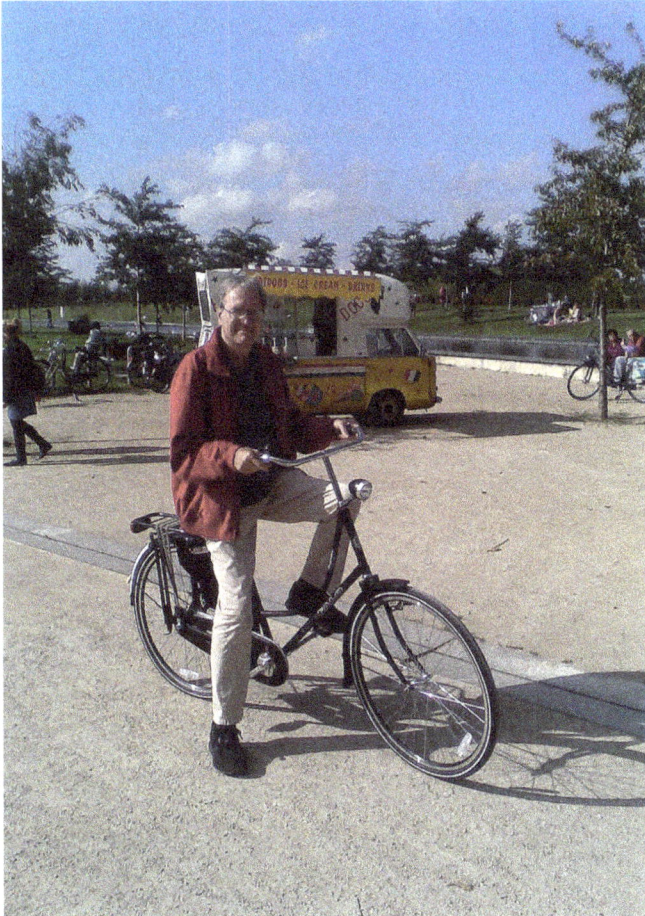

Première sortie à bicyclette   © Wanda Michalak

CHAPITRE CINQ

NOUVELLE VIE

"Nous avons vraiment l'air d'être deux vieux infirmes, regarde ce que la compagnie a fait de nous" dit mon collègue Tom Mangold en grimaçant alors que nous grimpons tous les deux lentement les marches de cet Immeuble Grande Hauteur (IGH) en voie de rénovation à Paris, dans le quartier de La Défense.

J'ai repris le travail de façon partielle, à raison de trois jours par semaine. On m'a confié pour mission d'assister ma collègue néo-zélandaise Sharon Meachen, qui gère un projet important d'aménagement de bureaux à Paris. J'y retrouve également mon vieil ami, collègue et mentor Tom Mangold, déjà retraité mais réengagé en tant que consultant pour assister sur ce projet en partageant son expérience. Tom est atteint de la maladie de Parkinson. Il ne peut plus écrire à la main à cause de ses tremblements mais il se débrouille à l'ordinateur. Il est dans la soixantaine et ce travail le maintient. Nous sommes là, tous les deux, peinant à monter les marches, agrippant la main courante, comme deux petits vieux. La situation est assez comique. La remarque de Tom nous refile un fou rire qui nécessite une pause avant que nous puissions continuer l'ascension. Il reprend : "Nous devrions avertir ceux de la nouvelle génération et les mettre en garde sur ce à quoi ils peuvent s'attendre en exerçant ce métier de fou". Et nous repartons d'un fou rire. Tom est en train de me faire faire le tour du chantier qui couvre trois étages de l'immeuble.

Je me rends à Paris chaque semaine avec le Thalys, le train à grande vitesse. Le voyage est confortable, le trajet depuis Amsterdam dure environ quatre heures (le tronçon hollandais n'est pas encore à grande vitesse). Lors du premier voyage je renverse mon café sur les papiers de mon voisin lorsque je veux saisir de la main droite la tasse que l'intendant me tend. Certains mouvements du bras provoquent parfois des tremblements dans mes mains, réaction nerveuse incontrôlable, ce qui est le cas cette fois-ci. Mon voisin est très fair-play et ne m'en veut pas trop. Peut-être a -t - il remarqué que je suis légèrement handicapé. Je m'habitue à partir de ce jour-là à toujours saisir les objets à deux mains.

Je passe en général deux nuits à Paris. Je loge dans un hôtel de La Défense, à l'ouest de la ville, tout près du chantier.

"Ne vas pas en métro, prends plutôt un taxi", ce sont les premiers mots de Sharon lorsque nous nous rencontrons. Elle me surprend en parlant français. Elle est inquiète pour moi. Elle connaît ma situation et ne veut pas que je m'éreinte en voyageant. C'est pour moi bizarre d'être de retour au travail de cette façon. Sharon m'introduit auprès des divers membres de l'équipe-projet. Tout va très vite, chacun est occupé. J'ai l'impression d'avoir été déposé dans un nid de fourmis : il y a des réunions en cours, les gens vont et viennent d'un pas pressé. Cela me donne le vertige. J'ai vécu au ralenti les mois passés, vivant dans un monde protégé, dans une tranquillité relative, seulement occupé avec moi-même. Et là, soudainement, je me trouve confronté avec la réalité du monde du travail. Sharon a très peu de temps pour moi, occupée à répondre au téléphone et à conduire son équipe. Nous parlons brièvement, elle m'explique comment je peux l'assister. Elle me propose de m'occuper d'un projet "satellite", l'établissement d'un petit bureau pour les représentants en lubrifiants, à Saint Denis, à la périphérie de Paris, projet pour lequel elle n'a pas de temps. Elle me remet le dossier, me donne quelques explications et je pars de là.

Lors de ma troisième visite à Paris, j'apprends qu'une grève des taxis est annoncée pour les deux jours à venir. Ceci n'est pas habituel. La France est connue pour ses grèves, mais elles affectent généralement le domaine public, le métro, les chemins de fer, etc… Les grèves dans le domaine privé sont plus rares. Dans ce cas, la libéralisation annoncée du système de taxis est en cause. Uber n'est pas encore là, mais on a bien les prémices. Alors je me vois contraint de faire usage du métro, ce qui s'avère être une sacrée expérience. Je n'avais jamais réalisé que les couloirs sont si longs, qu'il y a tant d'escaliers et qu'il n'y a pas toujours des escaliers roulants. Particulièrement intéressant si en plus on trimballe une valise. Quoi qu'il en soit, le jour de mon départ, je parviens tant bien que mal à me rendre depuis La Défense à la Gare du Nord, transitant par les Halles, au cœur de la Cité. Je suis particulièrement soulagé lorsque je retrouve enfin mon siège réservé dans le train.

Au bout de quelques semaines, j'en ai marre de passer les soirées seul dans ma chambre d'hôtel à La Défense, loin de tout. Une fin d'après-midi, après le travail, je prends mon courage à deux mains et je me rends en ville avec le métro ligne 1. Ce n'est pas compliqué, la ligne est directe, il n'y a pas de changement à effectuer. Je sors à la station Charles de Gaulle-Etoile, au pied de L'Arc de Triomphe, et je m'engage dans l'avenue des Champs-Elysées. Après quelques mètres, je trébuche sur un pavé et tombe sur le trottoir. Une passante accourt immédiatement pour m'aider. "Je vais bien, ne vous inquiétez pas, merci" lui dis-je en parvenant à me relever par moi-même. Cette chute ne me décourage pas trop. J'écourte toutefois ma balade et retourne bientôt à l'hôtel.

Décidément, après la place du Munt à Amsterdam, la place du Marché à Vevey et maintenant les Champs-Elysées, je sais choisir des endroits peu discrets où chuter.

LES 100 ANS D'EMILIO

Le 8 février 2008 nous fêtons les 100 ans d'Emilio dans l'enceinte du château de La Tour-de-Peilz, au bord du lac Léman. Toute la famille est réunie. La famille de suisse allemande est là au grand complet. Mes cousins Richard et Christian d'Australie sont là également. Wanda est là. Baba est venue de Varsovie, Sébastien depuis Amsterdam. Il y a au total une soixantaine d'invités. Un très grand moment. Mon frère Raymond a tout organisé. Je suis maître de cérémonie, mon neveu Robin prononce un beau discours. Après le repas, toute l'assemblée se rend dans le jardin pour la photo de groupe. Il fait beau, il n'y a pas de vent, le soleil bas de février brille fermement, nous aveuglant de ses reflets sur le lac, nous empêchant d'admirer à sa juste mesure cette grande masse liquide bleue et immobile, telle une mer de mercure, avec en face le Grammont, les Préalpes françaises et à l'horizon les montagnes du Jura. La bonne humeur règne. Emilio est aux anges. On lui demande de signer le livre de ses mémoires que nous avons complété et réédité pour l'occasion (imprimé à 70 exemplaires - chaque participant reçoit une copie). En tout, une belle réussite à laquelle je suis heureux d'avoir pu participer.

Mon père mourra cinq mois plus tard, en juillet 2008, sans souffrir, à la suite d'une attaque cérébrale. Il aura été lucide et digne jusqu'à la fin. Je suis reconnaissant au destin de m'avoir permis d'être souvent auprès de lui durant cette phase ultime de sa vie, d'avoir pu partager bien des week-end avec lui. Ce fut un des aspects positifs de ma maladie de m'offrir cette opportunité.

TUER LE DÉMON ?
En avril 2008, je me rends à N'Djamena, au Tchad, pour la clôture administrative définitive du projet de construction de l'immeuble de bureaux (les travaux sont terminés depuis plus d'un an) et pour vérifier que tous les documents sont complets, en ordre et bien classés, ceci en vue d'un audit qui doit avoir lieu dans cinq mois, en septembre.

L'audit est un exercice à ne pas sous-estimer. A la suite d'un scandale de corruption dans la filiale italienne dans les années 80, notre société est totalement obsédée par les contrôles. Dans ce cadre, un audit est un exercice qu'il vaut mieux réussir sous peine de sévère réprimande et même de possible dégradation. Farsi et Amos, deux anciens collaborateurs de l'équipe de projet du Tchad, sont là pour m'assister dans cette tâche.

Deux mois plus tôt, en février 2008, une tentative de coup d'Etat a sérieusement ébranlé le pays : une offensive rebelle, lancée sur N'Djamena contre le régime du président Idriss Déby Ito, a failli atteindre son but. Les rebelles, venant de l'est du pays, ont rapidement atteint la capitale. Le président, resté dans son palais, refuse de quitter le pays ; son armée fidèle résiste et finit par mater l'insurrection après deux jours de combats, avec l'appui de l'aviation française - elle a une base dans le pays - qui joue un rôle crucial. Les habitants sont restés cloîtrés chez eux et les résidents étrangers ont été évacués. Les victimes se comptent par centaines, surtout dans les rangs des insurgés et il y a également des pillages. C'est la deuxième tentative de prise de pouvoir en l'espace de deux ans.

Mon collègue Patrick Hervier me raconte qu'à son entrée dans la ville, une des colonnes rebelles a longé l'avenue de Bordeaux, passant devant le siège de la compagnie qui entretemps a été évacué, tirant des coups de feu en l'air pour intimider la population, et que l'une des balles s'est logée dans le "chiller", l'unité de refroidissement de l'eau, situé sur le toit de l'immeuble, le mettant hors service et privant le bâtiment de climatisation.

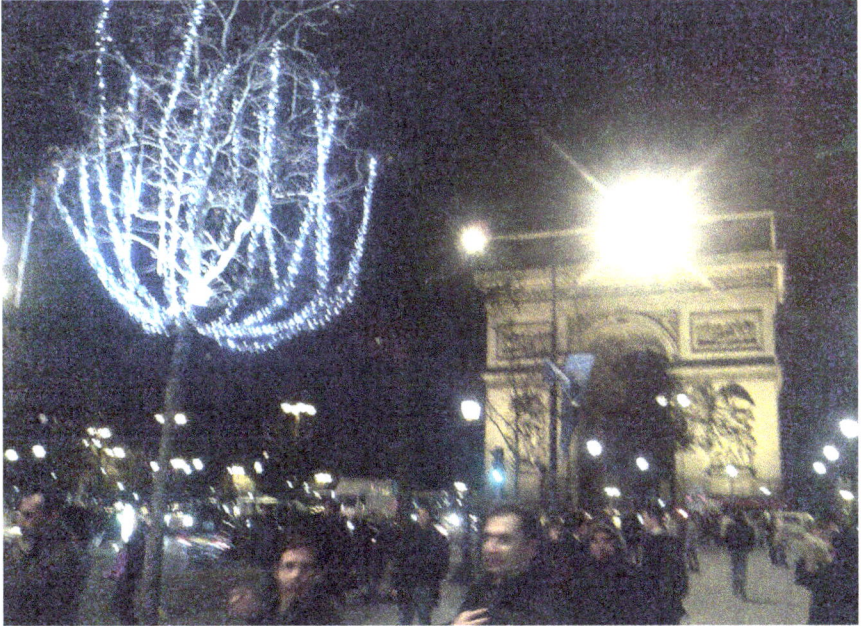

Paris, Champs Elysées, Décembre 2007

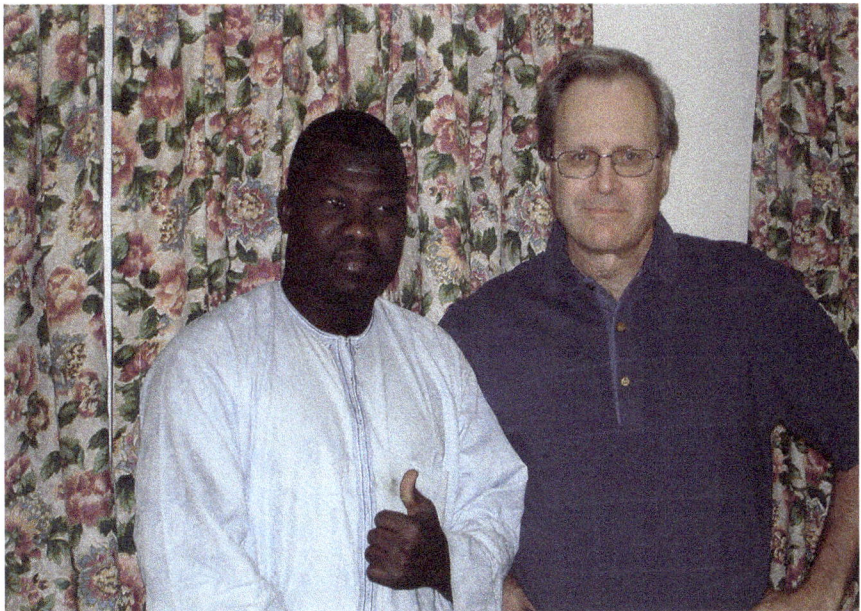

N'Djamena, avec Monsieur Mohamed

Maintenant, deux mois plus tard, la situation est totalement normalisée, tout le monde est revenu au pays et la compagnie autorise à nouveau les visiteurs comme moi à venir. Et le "chiller" a bien évidemment été réparé.

Je suis là pour une semaine. Je loge à Tréguer, le "staff house" (logement pour personnel associé), situé non loin des bureaux, le long de l'avenue de Bordeaux, route en terre battue (elle sera goudronnée un an plus tard). C'est le même endroit où je logeais à l'époque du projet. Tréguer n'a pas changé, à quelques fissures près. Le personnel est le même, Monsieur Mahomet gère toujours l'endroit. C'est un petit bâtiment à deux étages, rez-de-chaussée et premier, avec une dizaine de chambres. Au rez-de-chaussée il y a un petit réfectoire où l'on sert les repas. Le menu n'a pas changé. Toujours du riz avec soit de la viande soit du poulet. La fameuse cuisse de poulet avec l'os et la peau et un tout petit peu de chair entre deux, que nous surnommons la "bicyclette". Qu'est-ce que j'ai pu en manger du poulet, en Afrique.

Monsieur Mahomet, tout sourire, me demande : "Connaissez-vous la musique tchadienne ?". Je le regarde d'un air interrogateur, il continue : "C'est le bruit des mitrailleuses". La tentative de rébellion récente est encore dans tous les esprits.

Dimanche 20 avril 2008, extrait de mon journal :

"Viens d'arriver à N'Djamena. Première visite depuis ma maladie. Ma dernière présence remonte à Septembre 2006 ! Même accueil, même chauffeur, même Tréguer (avec quelques fissures en plus), même route (avec détour pour cause de réfections au niveau du restaurant Carnivore). A première vue, rien n'a fondamentalement changé. C'est comme si j'étais allé là hier, à la différence que j'ai de la peine à monter les escaliers et à grimper dans le minibus. C'est là que je remarque que je ne suis pas encore le même.

Mêmes gens sympas. Ils me reconnaissent tous et sont apparemment contents de me voir. Ai vu ma collègue Heather à l'aéroport. Elle était vraiment contente de me revoir en bonne santé.

Voilà. Il est 23 heures heure européenne, 22 heures heure locale. Je suis dans la chambre 104. On verra demain comment les choses se passeront.

Une chose est certaine : je suis vraiment heureux d'être ici. Important de retourner sur les lieux où j'étais avant ma maladie, surtout ici où j'ai passé malgré tout une partie significative de ma vie. J'ai l'impression que cela fait partie de la thérapie (la thérapie ultime serait de retourner à Lagos, mais nous n'en sommes pas encore là)."

Je parcours à pied les quelque 200 mètres qui séparent Tréguer des bureaux, bien que l'on nous conseille d'aller en voiture, selon les consignes sécuritaires de la compagnie. Mais comme dit notre responsable de sécurité qui est Français "Il n'y a quand même pas un brigand caché derrière chaque arbre". En plus, la population locale est très sympathique. Les enfants sont toujours contents de nous voir. Je me souviens que ma collègue Nora leur apportait des bonbons chaque fois qu'elle venait. Il y a aussi quelques chèvres qui broutent le peu d'herbe qui dépasse de la poussière, au bord de la chaussée. Le soleil tape ferme. Il fait chaud, aux alentours des 38-40 degrés. Climat très sec où l'on ne transpire pas trop.

A l'approche des bureaux, j'entends le sifflement du "chiller", la fameuse unité de refroidissement pour la climatisation, sur le toit du bâtiment. Il fonctionne mieux que jamais, bien pourvu de courant.

Et là, soudain, quelque chose se déclenche dans ma tête : ce bruit réveille le souvenir des générateurs et tous les problèmes de l'époque associés. Et ce sifflement constant et strident finit par me harceler, m'obséder, me percer le crâne.

Alors tout me revient à l'esprit : cette nuit d'enfer où, deux ans plus tôt, seul dans ma chambre à Tréguer, abandonné à moi-même, je commençai à paniquer. Cette crainte d'une défaillance de générateurs inéluctable qui priverait les bureaux de courant et de climatisation. Tout le film se rejoue dans ma tête.

Cette panne que, stupidement, je jugeais à la fois inévitable et insoluble. Serait-ce la cause de tous mes maux ? Serait-ce la racine du mal ?

Le démon ! C'est le démon ! Le stress de l'époque, c'est lui ! Cela doit être lui !

Alors tout devient clair dans ma tête : le démon du stress s'est emparé de moi en cet endroit. Il m'a subtilement envoûté et décide de passer à l'attaque l'année qui suit, au Mont Cameroun, en se déguisant en poulet.

Le démon est identifié. Je suis revenu pour lui faire face, le démasquer et tenter de l'éradiquer.

Je suis là pour TUER LE DÉMON.

Dimanche 27 avril, extrait de mon journal :

"Je suis là pour tuer le démon. Drôle d'impression finalement. Est-il possible que ma maladie ait ses racines en cet endroit ? Rien que d'entendre le sifflement strident du "chiller" situé sur le toit de l'immeuble, cela me ramène au souvenir terrible du projet, au moment où nous craignions à tout moment une défaillance du générateur, sans possibilité de remplacement dans l'immédiat. Période terrible où je tournais en rond toute la nuit dans ma chambre de Tréguer en me tapant la tête contre les murs. C'était en décembre 2005, un an avant mon attaque de Guillain-Barré. Stress extrême qui a bien pu être à l'origine de cette déficience immunitaire."

Je prolonge mon séjour au Tchad de quatre jours. Il nous faut plus de temps pour mettre toute la documentation en ordre et être bien prêts pour l'audit de septembre. L'assistance de Farsi et d'Amos est cruciale dans cet exercice. Cette prolongation est tout ça de temps gagné pour m'occuper de ce démon. J'en ai bien besoin car il n'est pas du tout sûr que je parvienne à l'éradiquer totalement d'un coup.

"Ce soir, un léger cafard. J'ai l'impression de ne pas faire beaucoup de progrès avec les jambes. Ça a l'air de stagner. Je suis là pour tuer le Démon. Le Démon ne survivra pas." (extrait de mon journal).

Peut-être devrais-je faire comme les rebelles : tirer une balle contre le chiller et le réduire au silence ? Après tout il est bien lié à la cause de mon mal. Mais ce n'est pas vraiment une solution, il sera toujours réparé.

Finalement, le démon ne sera pas éradiqué : pas encore, ce n'est pas si simple. Toutefois le fait de l'avoir identifié est déjà un grand pas dans la bonne direction. Je ne me bats plus contre des fantômes. Sachant à quoi j'ai affaire, je peux maintenant tenter de le maintenir sous contrôle. Cela m'insuffle de l'énergie. Je suis bien décidé à continuer la lutte. Je quitte N'Djamena avec une grande dose d'optimisme dans mes bagages.

L'audit du projet du Tchad a lieu en septembre 2008 comme prévu. Le verdict est "satisfaisant", ce qui, pour notre compagnie, est très positif. C'est pour moi une victoire, certaines mauvaises langues ayant anticipé un échec. Ce résultat est très bon pour mon moral : c'est un nouveau pas dans la bonne direction. Le démon est en voie d'être dompté. Je suis résolu à ne plus subir sa loi.

UNE VIE NOUVELLE

Au printemps 2008, je reprends le travail à 100%. En mai, on m'envoie comme chef de projet à Luanda, en Angola, pour superviser la phase finale d'un chantier de construction d'un important complexe immobilier au cœur de la ville : Torres Atlântico. Je remplace mon collègue George Dyche qui est sollicité pour une autre mission prévue de longue date et qui ne peut plus attendre.

Ma mission en Angola est prévue pour 4 mois, le temps de terminer la construction, mais je resterai finalement 18 mois dans ce pays.

En raison de mon handicap et pour m'éviter de longs et pénibles trajets, on me privilégie et je loge dans un appartement adjacent à notre bureau temporaire et situé à un jet de pierre du chantier.

Torres Atlântico, c'est deux tours : une tour commerciale de 19 étages de bureaux et une tour résidentielle de 15 étages d'appartements. Les deux tours sont séparées par un espace loisir, avec piscine et fitness. Le complexe est la propriété de trois compagnies pétrolières : Esso, BP et Sonangol, cette dernière étant la compagnie d'Etat angolaise. Le budget total de l'opération est de l'ordre de 360 millions de dollars. Un promoteur immobilier portugais est en charge de la construction qui a débuté en 2005.

Notre compagnie Esso, en tant qu'"opératrice", est en charge du suivi de la construction et de la coordination avec le promoteur. En d'autres termes, nous représentons les deux autres copropriétaires et sommes en charge du contrôle budgétaire, de la qualité et du planning. Nous avons également établi les normes de sécurité devant être prises en compte par le promoteur et son entreprise de construction.

Projet prestigieux pour le gouvernement angolais – érigé bien en vue sur le littoral, symbole de la renaissance du pays [9], de sa puissance – et par conséquent politiquement chargé. Manuel Vincente, PDG de Sonangol, qui dépend directement du chef de l'Etat, a cette réalisation très à cœur. Fernando Fonseca, son représentant, est notre interlocuteur direct et dans cette fonction participe aux réunions de suivi hebdomadaires des copropriétaires que je préside. Il sera plus tard nommé Ministre de l'Urbanisme.

Ce projet s'avère être un des plus bizarres auquel je n'ai jamais été mêlé. Je ne m'étendrai pas sur les péripéties de la construction avec tous les revers, les coups bas du promoteur immobilier et ses réclamations quasi hebdomadaires, la position arrogante de l'entreprise générale de construction et son interprétation erronée du cahier de charges, les conflits entre l'architecte et le promoteur en raison d'impayés et qui culminent dans une grève de l'architecte. Et puis il y a la position ambiguë de Sonangol qui porte à la fois la casquette de l'entreprise de construction et celle de copropriétaire, ce qui lui permet de souffler le chaud et le froid lors de conflits et dans certains cas torpiller la position des deux autres copropriétaires.

Tout cela pour dire que nous nous trouvons dans une situation conflictuelle permanente et frustrante que nous tentons tant bien que mal de gérer avec les moyens limités que nous avons à disposition, avec in fine des retards de livraison significatifs. Le projet arrivera à sa conclusion avec plus de deux ans de retard.

Le complexe sera inauguré en décembre 2009 par le Président Santos en personne, deux mois après mon départ.

Je ne m'attarderai pas non plus sur les cas de corruption dont j'ai vent, dont un cas flagrant qui m'est signalé, portant sur une valeur relativement modeste de cent mille dollars et concernant un choix de sous-traitant. La divulgation de ce cas n'aurait probablement même pas nui à la personne haut-placée impliquée mais elle m'aurait très certainement valu d'être éjecté illico presto du pays. Un cas parmi d'autres, sans aucun doute.

Mais comme le dit mon ami Hanny, que je rencontre par deux fois à Luanda où il se rend pour affaires et qui traite avec les mêmes instances : "Corruption ? Non, il n'y a pas de corruption, on nous dit simplement avec qui il faut travailler".

Pragmatique, notre conseiller juridique utilise la formule : "Nous avons été dirigés".

J'ai donc de lourdes responsabilités et il est important pour moi de ne pas retomber dans le piège du démon du stress. Conscient de ce danger, je m'efforce de ne pas garder les problèmes pour moi-même mais de les ventiler, de les partager avec mes partenaires et mes supérieurs.

La complexité du projet est dans un sens pour moi une alliée dans cet effort de communication : l'équipe de construction est conséquente, elle compte une vingtaine de personnes, les tâches sont partagées entre plusieurs et il est donc plus facile de communiquer, de se solidariser. Aussi, l'aspect politique du projet attire beaucoup d'intérêt de la part de notre Direction, aussi bien à Luanda qu'à Houston. C'est pour moi une situation bien différente du Tchad et du Cameroun où, en comparaison, j'étais vraiment laissé à moi-même. Ici la communication est pratiquement quotidienne et à tous les niveaux. Finalement, j'ai en mon collègue angolais Amilton un excellent associé et complice, lui-même étant un champion de la communication et bien au courant de la situation locale. Au final, je me sens bien encadré et soutenu dans mes tâches.

Tout cela m'aide à gérer la situation. Je parviens sans trop de peine à partager et décharger rapidement les problèmes, ce qui me permet de les relativiser. J'ai appris de mes erreurs passées et le démon reste dans sa petite boîte, bien sous contrôle.

Physiquement, ma condition s'améliore encore, bien que très lentement. Je vais au fitness, effectuant les exercices recommandés par le physiothérapeute de Splash à Amsterdam, mais probablement pas autant que j'aurais dû, l'autodiscipline n'étant pas toujours mon fort. Je deviens pour cela membre du club de gym de l'hôtel Tropico, avec une cotisation à raison de $1400 par année ! Je m'y rends au début en moyenne deux fois par semaine mais par la suite un peu moins. Je pratique surtout la flexion des jambes. Après un an, je n'y vais plus pour cause de non renouvellement de mon abonnement.

Sinon, j'emprunte parfois les marches de mon immeuble - je suis au 7ème étage - plutôt que l'ascenseur. Après quelques temps, je fais timidement des pas de course dans mon appartement qui est assez spacieux.

Je participe tous les quinze jours, le samedi, à des "Hash" [10], des randonnées en groupe organisées dans les banlieues de Luanda. Exercice certainement physique - nous marchons en général de deux à trois heures mais sans difficulté majeure - mais également psychologique, la balade étant un excellent remède contre le stress.

Les promenades se confinent à l'agglomération de Luanda, les régions extérieures n'étant pas recommandées pour cause de danger de mines. Le pays est sorti il y a à peine six ans d'une longue guerre civile et les opérations de déminage sont toujours en cours. Ces expéditions me permettent de découvrir des zones urbaines où je n'aurais jamais pu m'aventurer seul. Nous traversons souvent des bidonvilles, où la pauvreté et la saleté contrastent cruellement avec la richesse et la propreté du centre-ville. Cela me pousse à prendre des photos à l'aide de mon téléphone que je consigne dans un blog. [11]

J'ai parfois des coups de cafard lorsque je suis confronté à mon handicap : difficulté à enfiler des couvre-chaussures en plastique en position debout lors de tours d'inspection de zones de bureau déjà aménagées, difficulté à faire de hautes enjambées lors de certaines visites de chantier ou de randonnées au Hash, tremblement des mains lorsque je suis nerveux.

Mais dans l'ensemble je reste optimiste, toujours convaincu qu'à la longue je récupérerai à 100% et que le démon sera totalement éradiqué.

Finalement je suis revenu de loin après cette maladie. J'aurais tout aussi bien pu y rester si de mauvaises décisions avaient été prises à Lagos lors de l'apparition des premiers symptômes. Je me sens presque "privilégié" d'avoir l'opportunité de commencer une vie nouvelle.

LIBIDO

C'est durant cette période de "vie nouvelle" que je sens ma libido revenir. La nuit, dans ma chambre d'hôtel, je commets le crime d'Onan.

"Le machin fonctionne apparemment toujours ce qui est une bonne surprise. C'est quand même bizarre. J'arrive à jouir mais je n'éjacule pas. Il faudra quand même que j'en parle au médecin. Finalement c'était là un des tout premiers symptômes de ma maladie" (Tchad - extrait de mon journal)

SÉVILLE, SEPTEMBRE 2009

Je fête mes soixante ans en Espagne avec Wanda. Nous nous retrouvons à Séville, elle venant d'Amsterdam et moi de Luanda, où je suis toujours en mission.

Séville, cette ville a une signification particulière pour moi : mes parents y célébrèrent leur lune de miel, en 1935. C'est la première fois que je m'y rends.

Nous passons notre dernière nuit à l'Hacienda de Benazuza, à San Lucas la Mayor, juste en dehors de Séville, endroit magique, exploitation agricole transformée en hôtel de luxe, bâtiment d'un étage avec plusieurs dépendances, construction de style mauresque avec portiques arqués et grandes salles décorées de meubles d'époque, jardins ombragés avec multiples allées, piscine rafraîchissante. Et en prime un restaurant propriété du célèbre chef catalan Ferran

Adria, connu pour sa cuisine dite "moléculaire".

Nous y dégustons, entre autres, la fameuse olive molle qui vous fond dans la bouche. Un vrai délice. Nous rions lorsque je gaffe en mordant à pleines dents un couteau de mer, un coquillage plat, que je confonds avec un biscuit. Le serveur, impassible, aperçoit l'erreur et sans un mot remplace rapidement l'assiette. Cet incident ne gâche pas le repas qui sera délicieux jusqu'au bout.

En fin de compte, séjour terriblement romantique à l'issue duquel Wanda s'exclame : "Je déclare que tu es officiellement guéri !"

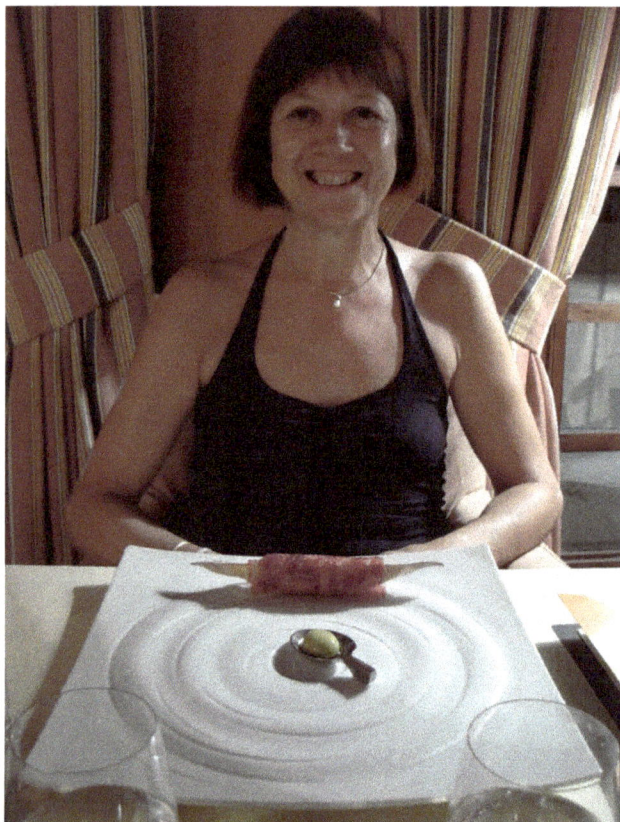

Wanda et l'olive molle, Seville

CHAPITRE SIX

DOUZE ANS PLUS TARD

"Il faut apprivoiser ce handicap, cet étranger qui est entré en nous"
- Michel Barras, patient paraplégique dans 24 Heures du 09.05.2017

Plus de douze ans ont passé depuis mon "accident". Bien des choses ont passé durant cette période. Après 18 mois en Angola, je suis muté début 2010 à Brisbane d'abord, en Australie, puis à Port Moresby, en Papouasie-Nouvelle-Guinée, dans le cadre d'un nouveau projet de construction. Wanda m'accompagne cette fois-ci et nous passons cinq ans de notre vie dans cette région du monde. Nous profitons de cette opportunité pour découvrir des contrées que je n'aurais jamais pensé voir. En Australie nous bougeons énormément, partons en vadrouille chaque week-end dans le Queensland et profitons de mes jours de congé pour visiter le reste du pays. Nous menons également une vie sociale bien chargée en organisant de multiples barbecues avec amis, connaissances et collègues de travail. Je passe les derniers deux ans à Port Moresby. Wanda reste à Brisbane mais me rejoint régulièrement en Papouasie et là-aussi nous en profitons pour découvrir ensemble ce pays fascinant. Toutes ces activités me permettent de prendre de la distance et de relativiser mon activité professionnelle. Comme en Angola, je tire les leçons du passé et suis bien décidé à ne pas succomber aux sirènes du stress.

Physiquement, je continue à faire des progrès durant cette période, bien qu'ils ne soient pas gigantesques et ne peuvent se mesurer d'un jour à l'autre. J'use de repères pour le constater, comme par exemple les escaliers de la maison à Amsterdam ou la montée vers chez Lina au Trétien, endroits où nous retournons lors de nos visites annuelles en Europe. D'une année à l'autre les progrès sont là, quoique minimes.

Depuis mon retour en Europe, il y a quatre ans, j'ai repris la culture physique que j'avais à tort délaissée durant la période australienne. Je fais surtout des flexions des jambes pour essayer de renforcer les muscles. Et lorsque nous allons à la montagne, je fais des balades dans notre région qui est particulièrement escarpée. J'ai là aussi des repères tels que la descente dans la vallée du Trient ou la montée à l'alpage d'Emaney.

Aujourd'hui, 12 plus tard, je n'ai toujours pas totalement récupéré. Mes jambes sont encore faibles et je n'arrive pas à monter des marches plus hautes que 25 centimètres sans l'aide de mes bras. J'ai aussi parfois des légers tremblements de la main droite, selon le mouvement que je fais. Lorsqu'on me demande comment je vais, je dis toujours que je vais bien, que j'ai récupéré à 90%.

Ces derniers temps je n'ai pas vraiment constaté d'amélioration significative dans ma condition, mais pas de dégradation non plus. Ai-je atteint le point de non-retour, le point de "plus de progrès" évoqué à l'époque par la neurologue d'Amsterdam ?

Je suis malgré tout persuadé de pouvoir encore faire des progrès, si minimes soient-ils et j'ai décidé de continuer à me battre, à faire mes exercices - ne serait-ce que pour maintenir la forme - à rester positif.

Quoi qu'il en soit, je commence à réaliser que je ne récupérerai jamais totalement, en tout cas pas dans cette vie. Les progrès sont trop lents, pratiquement nuls. Je ne pourrai jamais totalement éradiquer le démon. Je dois me faire une raison. Il me faut l'accepter et vivre avec.

Je me dois d'apprivoiser cet étranger qui est entré en moi.

ÉPILOGUE

Le démon n'a pas été totalement éradiqué, il est encore là, bien présent, mais sous une forme bien diminuée et j'ai appris à vivre avec lui. Il est dans une petite cage, dans un coin de la maison, mais la porte n'est pas cadenassée. Il est libre de sortir quand ça lui plait, mais il se manifeste très peu. Je dois dire que je le ménage, je ne fais pas trop de folies, je n'essaie pas de me surpasser, je me repose après des efforts exagérés et surtout j'évite le stress. Et lui est content comme ça, il apprécie que je le laisse en paix. Nous nous comprenons, nous sommes pour ainsi dire amis. J'ai appris à l'accepter et à vivre avec, je l'ai sous contrôle, il est tout à fait apprivoisé.

Je ne récupérerai donc jamais totalement, je me suis fait une raison. Ceci-dit, 90% ce n'est vraiment pas mal du tout. Je suis finalement revenu de loin, mon cas aurait pu être bien plus grave si la cause du mal n'avait pas été identifiée si rapidement. Je dois pour cela une fière chandelle aux médecins nigérians.

Et puis il y a plein d'aspects positifs liés à cette maladie : le rapprochement de mon père dans sa dernière année de vie; la relativisation de l'importance du travail ainsi que son corollaire : la nécessité de prêter plus d'attention à la famille et aux autres ; la compréhension et la maîtrise du phénomène du stress ; la redécouverte de mon pays. Tout cela avec comme résultat une augmentation de la qualité de ma vie et par ricochet, du moins je l'espère, de celle de mon entourage.

Psychiquement je suis bien et j'assume pleinement ma condition. Pour reprendre les mots d'Ed Penniman, un ami d'infortune connu récemment : "Je suis à 100% de ce que je peux être". [12]

Je suis dans une nouvelle vie, je me sens riche de toutes les expériences vécues grâce à cette maladie.

J'ai revu Christiane Wilke dernièrement. Elle va bien également, quoique son cas soit plus grave que le mien. Ses pieds sont toujours maintenus par des attelles. Mais elle parvient à se déplacer, faisant parfois usage de béquilles. Ses pouces ne fonctionnent pas bien non plus.

Elle est toujours suivie par le Docteur Bogousslavski à cause des assurances et ils se voient tous les six mois. Christiane : "Il est toujours content de mes faibles progrès et à ce jour il n'a jamais vu un cas si grave. Il me le répète chaque fois."

Malgré cela elle est de caractère positif. Elle fait avec talent des montages de vidéos tournées lors de ses multiples voyages en compagnie de son mari. Ces dernières années Ils ont effectué une croisière de trois mois autour du monde (2017), visité le Groenland (2018) et ils pensent déjà à leur prochain voyage : le Transsibérien !

FIN

Amsterdam, décembre 2017 / février 2019

POST SCRIPTUM

J'ai recemment visionné le film Ngos'a Bedimo (2013, 21 minutes) du belge
Steven Jouwersma, court métrage documentant avec un sérieux teinté
d'humour la tentative de formation du premier groupe Metal Rock du Cameroun à
Douala. Jouwersma, lui-même musicien, est l'instigateur de ce groupe.

Ngos'a Bedimo, le nom du groupe, signifie Musique des Fantômes (Music
of the Ghosts). Les croyances traditionnelles et superstitions locales, liées à la
sorcellerie et aux pratiques occultes, forment la base des morceaux sélectionnés
par le groupe.

Le Metal Rock, musique lourde et sombre née il y a plusieurs décennies
dans la grisaille froide et pluvieuse des banlieues anglo-saxonnes tristes nord-
européennes, n'offre que peu d'affinités avec le caractère généralement joyeux et
festif des camerounais, gâtés par un climat chaud et souvent ensoleillé.

Jouwersma explique que certains camerounais associent cette musique avec
le sommet du Mont Cameroun, région froide, sombre, souvent pluvieuse et
embrouillardée. Endroit également mystique aux dires de certains, puisqu'abritant,
selon la croyance, une colonie de revenants.

Pour s'en convaincre Jouwersma fait en deux jours l'ascension du Mont
Cameroun. Une fois au sommet son guide refuse d'engager le rituel permettant
d'entrer en contact avec les esprits, pour raison de manque de whisky :
Jouwersma n'a pas amené la bouteille due. Le froid a raison d'eux et ils
redescendent rapidement.

Quelques jours plus tard, au soir de leur première représentation au club
de nuit « Mélodies d'Atant », seul Dionkugu, le batteur du groupe, se présente.

Les trois autres membres du groupe sont introuvables. Jouwersma et Dionkugu décident de jouer seuls. Ils parviennent à générer un boucan d'enfer : certains passants, à l'extérieur du club, pensent qu'il y a au moins douze musiciens, tellement le niveau sonore est élevé.

Le lendemain Jouwersma est atteint d'une infection à l'œil et passe deux jours à l'hôpital. Le médecin lui dit que c'est probablement lié à son ascension du Mont Cameroun.

Jouwersma ne revoit jamais les autres membres du groupe : ils se sont littéralement évaporés dans la nature. Il les soupçonne d'avoir été découragés par les craintes liées aux tabous qui entourent leur musique (certains disent que le nom du groupe ne signifie pas Musique des Fantômes mais plutôt Musique du Diable). L'esprit de la montagne et la peur associée ont eu raison de Ngos'a Bedimo.

Dans cette anecdote, la référence au Mont Cameroun m'impressionne tout particulièrement. Finalement n'est-ce pas là que j'ai mangé ce fameux poulet mal cuit, cause probable de mon syndrome ? Je n'ai jamais su que, selon la superstition, des revenants peuplent cette région, personne ne m'en a parlé. Alors ces derniers seraient-ils à l'origine de ma maladie ? Sont-ils la cause du mal qui s'est emparé de moi ? Y aurait-il parmi eux des mauvais esprits, des démons ? Dois-je réviser mon histoire et y inclure cette nouvelle perspective ?

Ne devrais-je pas à nouveau grimper cette montagne dans l'espoir de pouvoir me délivrer définitivement du démon et le rendre à son monde ? Pourquoi pas ? Mais avant d'accomplir une telle ascension il me faudrait être en possession de tous mes moyens et surtout avoir récupéré toute la force dans mes jambes, ce qui n'est pas encore le cas et peut être ne le sera jamais. Je me trouve par conséquent en face d'un dilemme : guérir totalement pour pouvoir monter ou monter pour pouvoir guérir totalement. Choix impossible. N'est-ce pas là la preuve que le démon existe ?

Une chose est certaine, si j'y retourne, il faudra m'assurer d'amener une bouteille de whiskey.

NOTES

1. Ponction lombaire :

En présence de signes de gravité, entre autres troubles neurologiques (ce qui est mon cas mais je ne le sais pas encore), la ponction lombaire est un geste capital pour en identifier la cause et proposer un traitement. La ponction lombaire est un examen médical consistant à recueillir le liquide céphalo-rachidien (LCR) ou liquide cérébro-spinal dans la cavité subarachnoïdienne par une ponction dans le dos, entre deux vertèbres. Elle peut être réalisée sous anesthésie locale, au moyen d'une fine aiguille (source : wikipedia)

La ponction lombaire est un examen qui vise à récupérer du liquide céphalo-rachidien. Pour cela, une aiguille creuse est introduite dans le bas du dos au niveau de la colonne vertébrale. Il s'agit d'un des examens les plus compliqués à réaliser et donc les plus redoutés pour les patients. Le liquide céphalo-rachidien est un liquide stérile composé à 99% d'eau qui sert à protéger le cerveau en amortissant les chocs. Son analyse permet de détecter les potentielles traces d'une maladie ou d'une infection, notamment une méningite ou une sclérose en plaques. L'aspect du liquide est un premier indicateur : s'il est trouble, il est signe d'une infection bactérienne ; s'il est rouge, il signale la présence de sang et est synonyme d'hémorragie méningée. Le grand avantage de la ponction lombaire est qu'elle permet un diagnostic rapide et fiable. Contrairement aux idées reçues, la ponction lombaire n'est absolument pas douloureuse si elle est bien effectuée. L'examen se déroule le plus souvent à l'hôpital sous anesthésie locale profonde. L'aiguille, très fine, est introduite dans le bas du dos, entre la quatrième et la cinquième vertèbres, alors que le patient est en position assise et le dos rond (dans mon cas j'étais couché sur le côté). Le liquide est prélevé dans des tubes afin d'être étudié. Une ponction lombaire dure en général entre 10 et 15 minutes. Les premiers résultats (couleur du liquide) sont obtenus dans l'heure mais une analyse plus profonde en laboratoire peut prendre du temps. (source: Gentside découverte)

2. prénom fictif (vrai prénom oublié)

3. Festival Onze Plus : Serge Wintsch et sa femme Francine ont organisé ce festival jusqu'en 2015. Il a été depuis repris avec succès par une nouvelle équipe enthousiaste.

4. Pour en savoir plus sur les affaires Bogousslavsky :

- Bibliopathe malgré lui, Edouard Launet, Libération 13 février 2010. Lien : <http://www.liberation.fr/societe/2010/02/13/bibliopathe-malgre-lui_609698> - offre un récit détaillé du procès de 2010, complémenté par de multiples anecdotes

- Voleurs par amour de l'art, Gilles Gaetner, Valeurs Actuelles, 29 avril 2010. Lien : <www.valeursactuelles.com > accueil >> société >> voleurs par amour de l'art - bon résumé de l'affaire (quoique non dénué de coquilles : la plus grosse étant la référence au psychiatre au lieu du neurologue)

- De nombreux autres articles sur Internet en français et en anglais peuvent être consultés en cliquant simplement sur "Lucien Bogousslavsky" ou "Serge Bogousslavsky"

- " L'Indifférent " de Jean-Antoine Watteau (1684-1721)

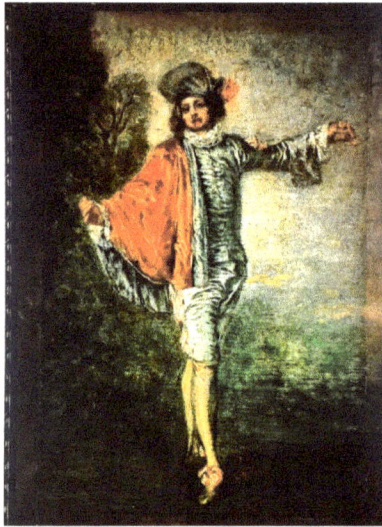

"L'Indifférent", 25x19 cm, c.1717, Musée du Louvre

A l'été 1939, le tableau, d'une valeur consdérable de 7 millions de franc, est dérobé par un Serge Bogousslavsky, esthète qui souhaite le restaurer. Il choisit d'effacer sur le tableau un diabolo qui selon lui n'a pas été peint par Watteau puis après 3 semaines de travail sur l'oeuvre convoque la presse et rend te tableau au juge d'instruction en charge de l'enquête. Comment avait-on pu ajouter sur le tableau de 1717 un diabolo ? Ce petit diable a-t-il existé ? Watteau a-t-il peint un diable ? (Vivien Richaud - enquête et réflexion autour de la peinture de Jean-Antoine Watteau (1684-1721) et le vol au Louvres de son tableau l'Indifférent au cours de l'été 1939 - extrait - Wikipédia)

5. Différence entre Sclérose en plaque et Guillain-Barré :

Sclérose en plaque (SEP) :

- atteinte du système nerveux central (myéline de la substance blanche du cerveau, du cervelet, du tronc cérébral et de la moelle)

- maladie chronique, extrêmement longue à évoluer (plusieurs décennies), le plus souvent par poussées

- symptômes qui réalisent des atteintes pyramidales (réflexes vifs et diffus, spasticité)

- espérance de vie superposable à la population générale : la SEP ne tue pas en général, mais elle rend la vie pénible

Guillain-Barré :

- atteinte du système périphérique (nerfs) : on parle de polyradiculonévrite. C'est la myéline des nerfs (cellules de Schwann) qui est attaquée

- maladie aigüe, très rapide (paralysie ascendante qui évolue en quelques jours), avec un traitement disponible

- les symptômes du Guillain-Barré réalisent une paralysie flasque (flaccidité), avec un risque majeur quand elle atteint les muscles respiratoires ou les muscles des voies aériennes supérieures. Le syndrome de G-B est mortel sans traitement

Sinon il y a des points communs:

- maladies auto-immunes

- attaquent la myéline

source : Yahoo! questions réponses (meilleure réponse Bahlsen67)

6. Maurice Béjart mourra 6 mois plus tard à Lausanne, en novembre 2007, il était donc déjà bien malade - il souffrait de problèmes cardiaques et rénaux mais la cause du décès ne sera pas divulguée.

7. La dénomination du RCA a été modifiée en 2010 à la suite d'une réorganisation. La dénomination actuelle (2019) est Reade : centrum voor revalidatie geneeskunde en reumatologie in Amsterdam en omstreken.

8. Gallery WM. Galerie d'art dédiée principalement à la photographie, tenue par ma femme Wanda Michalak située au rez-de-chaussée de notre maison à Amsterdam <www.gallerywm.com>

9. L'Angola est sorti en 2002 d'une longue guerre civile qui dura 27 ans.

10. Le Hash House Harriers (HHH or H3) ou Hashing ou Hash est un jeu d'équipe associant course à pied, rigolade et dérision, imaginé en 1938 par un officer brtiannique d'origine catalane, en poste à Kuala Lumpur. Il connaîtra un succés international à partir des années 1970. C'est une manière originale de découvrir les paysages d'une région, tout en faisant un peu de sport. Il exsite de nombreuses communautés ou associations d'adeptes de ce jeu dans le monde entier, appelées Hash. (source Wikipédia). La section de Luanda organisait aussi bien des courses à pied que des marches.

11. Blog : Next Stop Papua New Guinea lien : <https://paulcs.wordpress.com>

12. Ed Penniman fut atteint d'un Guillain-Barré à l'âge de 42 ans, ce qui le laissa quadraplégique. Il a depuis récupéré physiquement (toujours handicapé mais plus quadraplégique) et mentalement. Il a récemment publié un livre relatant son expérience intitulé "You are up to you - Innovate a new self for a new life" (2016). Livre en version anglaise uniquement, fortement recommandé pour ceux qui maitrisent cette langue, disponible sur Amazon. Voir aussi <www.youaruptoyou.com>.

REMERCIEMENTS

Un grand merci aux personnes suivantes pour tous leurs bons services, leur support et leur assistance:

Marie-Noëlle Mauris, Sabine Haximeri, Jean-François Jaton, Ferran Plaja Amat

Sebastian Rypson, Scott McCall, Pete Purnell

Harrie Blommesteijn, Raoul Balai, Leszek Sczaniecki

Un merci également à ma famille, mes amis, mes collègues de travail pour leur support et leur compréhension, y compris ceux qui ne sont pas spécifiquement mentionnés dans ce livre.

Un grand merci aux services médicaux (médecins, spécialistes, infirmières, infirmiers, thérapeutes, etc.) impliqués dans les différentes phases de mon rétablissement. Ce sont tous des héros.

Un merci particulier à Christiane Wilke et Ed Penniman

Finalement un tout grand merci à ma femme Wanda Michalak pour toute sa patience et ses encouragements permanents : "Allez, ça va maintenant, tu es OK, tu n'est plus malade".

www.ingramcontent.com/pod-product-compliance
Lightning Source LLC
Chambersburg PA
CBHW051247020426

42333CB00025B/3092